人民健康·名家科普丛书

颈肩腰腿痛和脊柱侧弯的防与治

总主编　王　俊　王建六

主　编　刘海鹰

副主编　王　波　王会民　朱震奇

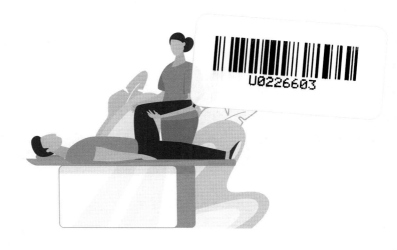

U0226603

科学技术文献出版社
SCIENTIFIC AND TECHNICAL DOCUMENTATION PRESS
·北京·

图书在版编目（CIP）数据

颈肩腰腿痛和脊柱侧弯的防与治 / 刘海鹰主编. — 北京：科学技术文献出版社，2024.6

（人民健康·名家科普丛书 / 王俊，王建六总主编）

ISBN 978-7-5235-0782-7

Ⅰ. ①颈… Ⅱ. ①刘… Ⅲ. ①颈肩痛 — 防治 ②腰腿痛 — 防治 ③脊柱畸形 — 防治 Ⅳ. ① R681.5 ② R682.3

中国国家版本馆 CIP 数据核字（2023）第 182124 号

颈肩腰腿痛和脊柱侧弯的防与治

策划编辑：孔荣华 王黛君 责任编辑：王黛君 宋嘉婧 责任校对：张吲哚 责任出版：张志平

出 版 者	科学技术文献出版社
地 址	北京市复兴路15号 邮编 100038
编 务 部	（010）58882938，58882087（传真）
发 行 部	（010）58882905，58882868（传真）
邮 购 部	（010）58882873
官 方 网 址	www.stdp.com.cn
发 行 者	科学技术文献出版社发行 全国各地新华书店经销
印 刷 者	北京地大彩印有限公司
版 次	2024年6月第1版 2024年6月第1次印刷
开 本	880×1230 1/32
字 数	68千
印 张	3.75
书 号	ISBN 978-7-5235-0782-7
定 价	39.80元

编 委 会

丛书序

　　"健康所系，性命相托"，铮铮誓言诠释着医者的责任与担当。北京大学人民医院，这座百年医学殿堂，秉承"仁恕博爱，聪明精微，廉洁醇良"的百年院训，赓续"人民医院为人民"的使命，敬佑生命，守护健康。

　　人民健康是社会文明进步的基础，是民族昌盛和国家富强的重要标志，也是广大人民群众的共同追求。党中央把保障人民健康放在优先发展的战略位置，注重传播健康文明生活方式，建立健全健康教育体系，提升全民健康素养。北京大学人民医院勇担"国家队"使命，以守护人民健康为己任，以患者需求为导向，充分发挥优质医疗资源的优势，实现了全员时时、处处健康宣教，以病友会、义诊、讲座多渠道送健康；进社区、进乡村、进企业、进学校、上高原，足迹遍布医联体单位、合作院区，发挥了"国家队"引领作用；打造健康科普全媒体传播平台，将高品质健康科普知识传递到千家万户，推进提升了国民健康素养。

　　在建院 105 周年之际，北京大学人民医院与科学技术文献出版社合作，25 个重点学科、200 余名资深专家通力打造医学科普丛书"人民健康·名家科普"。丛书以大数据筛查百姓常见健康问题为基准，结合北京大学人民医院优势学科及医疗特色，传递科学、精准、高水平医学科普知识，提高公众健康素养和健康文化水平。北京大学人民医院通过"互联网＋健康科普"形式，构建"北大人民"健康科普资源库和健康科普专家库，为实现全方位、全周期保障人民健康奠定并夯实基础；为实现"两个一百年"奋斗目标、实现中华民族伟大复兴贡献"人民"力量！

王　俊　王建六

　　脊柱，是人体的第二条生命线。当前，随着我国逐渐进入老龄化社会，颈肩腰腿痛相关疾病的发病率逐年上升，相关的医疗费用也在不断增加。此外，据估计，我国儿童、青少年脊柱弯曲异常发生率约为 2%～5%，异常人数已超过 300 万。脊柱侧弯已成为继肥胖症、近视之后危害我国儿童、青少年健康的第三大疾病，并给家庭、社会和政府造成巨大的经济负担。本书旨在针对全人群颈肩腰腿痛相关疾病和儿童、青少年脊柱侧弯及脊柱健康管理进行科普。通过对不同脊柱常见病的描述，力求勾勒出脊柱健康防护的美丽画卷。

　　本书主要面向各年龄段脊柱疾患人群、医疗保健领域的专业人士、研究人员以及对该领域感兴趣的读者。通过阅读本书，读者将深入了解颈椎病、腰椎间盘突出症、腰腿痛和脊柱侧弯等疾病的发生、进展和治疗，掌握些许知识和技能，并能应用于实际生活和工作。

　　由于作者团队多年从事脊柱外科系列疾病的治疗和预防工作，参与制定了一系列国家级脊柱健康防控指南，并牵头成立了北京海鹰脊柱健康公益基金会和中华预防医学会脊柱疾病预防与控制专业委员会，针对脊柱疾病的救治有些许心得，也深知脊柱健康对于大众尤其是儿童、青少年学习生活的重要性，因此撰写了本书。

本书的章节安排遵循由浅入深、从理论到临床应用的顺序，主要包括颈肩腰腿痛相关疾病的防治和儿童、青少年脊柱侧弯防治两部分内容。

针对颈肩腰腿痛的预防与控制，首先从最常见和百姓最熟知的腰椎间盘突出症进行科普，讲述了到底什么是腰椎间盘突出症及与该疾病相似的其他疾病的鉴别诊断；进一步分析了腰腿痛这一涉及范围最广、发病率最高的骨骼肌运动系统疾病。通过讲解腰椎手术的指征、原理、步骤和注意事项，逐步揭开了腰椎手术的神秘面纱，消除了大众对于手术的恐惧，强调了脊柱微创手术是一种理念，而非切口的大小。通过对颈椎病进行科普，告知读者对于颈椎的防护是重中之重。此外，还介绍了腰椎滑脱、腰椎骨折和脊柱后凸的相关内容。

随后，本书通过较长篇幅针对儿童、青少年脊柱侧弯展开科普，从脊柱侧弯和脊柱弯曲异常的分型分类、发病原因、危险因素、流行病学调查、脊柱侧弯非手术和手术治疗，以及青少年脊柱健康等多维度展开论述，让孩子、家长、学校和社会逐步认识到脊柱侧弯防护的重要性。

本书对广大读者乃至医学生和研究人员均具有一定的参考价值。它不仅可以帮助读者了解脊柱疾病的发展趋势，也有助于帮助读者在生活中遇到脊柱相关疾病的科学分析和高效就诊提供指导。同时，本书的出版也为脊柱健康领域的进一步研究提供了一个有益的平台。

　　在本书的撰写过程中，作者得到了许多相关人士和机构的支持和帮助。在此，作者团队向他们表示衷心的感谢。我们希望读者能够认真阅读本书，并从中获得有用的信息和启示。同时，我们也希望读者能够提出宝贵的意见和建议，以帮助我们进一步完善和提高本书的质量。

刘海鹰

目 录

第一章
浅析腰椎间盘突出症 ———————————— 1

●●●
第二章
腰腿痛的"苦恼" ·············· **11**

● ● ● ●

第三章
腰椎手术其实并不可怕 ………………………………… **23**

● ● ●

第四章

儿童、青少年脊柱侧弯，我们一定要重视 ········35

● ● ●

第五章
脊柱微创手术，你了解多少 ·········· **53**

● ● ●

第六章

颈椎病可怕吗？ ················· **63**

● ● ●

第七章

关于腰椎滑脱，你了解多少 ················· **77**

▶▶▶ 第一章

浅析腰椎间盘突出症

Q: 什么是腰椎间盘突出症？

腰椎间盘突出症是较为常见的疾患之一，主要是因为腰椎间盘各部分（髓核、纤维环及软骨板），尤其是髓核，有不同程度的退行性改变后，在外力因素的作用下，椎间盘的纤维环破裂，髓核组织从破裂之处突出（或脱出）于后方或椎管内，导致相邻脊神经根遭受刺激或压迫，从而产生腰部疼痛，一侧下肢或双下肢麻木、疼痛等一系列临床症状。腰椎间盘突出症以 $L_4 \sim L_5$、$L_5 \sim S_1$ 发病率最高，约占 95%。根据病理变化及 CT、MRI 表现，结合治疗方法可做以下分型。

（1）膨隆型：纤维环部分破裂，而表层尚完整，此时髓核因压力而向椎管内局限性隆起，但表面光滑。这一类型经保守治疗大多可缓解或治愈。

（2）突出型：纤维环完全破裂，髓核突向椎管，仅有后纵韧带或一层纤维膜覆盖，表面高低不平或呈菜花状，常需手术治疗。

（3）脱垂游离型：破裂突出的椎间盘组织或碎块脱入椎管内或完全游离。此型不仅可引起神经根症状，还容易导致马尾神经症状，非手术治疗往往无效。

（4）Schmorl 结节：髓核经上下软骨终板的裂隙进入椎体松质骨内，一般仅有腰痛，无神经根症状，多不需要手术治疗。

Q: 腰椎间盘突出症有哪些临床表现？

常见于 20 ~ 50 岁，男女比例（4 ~ 6）：1。多有弯腰劳动或长期坐位工作史，首次发病的诱因常是半弯腰持重或突然扭腰。最早出现的是腰痛，久坐或弯腰后加重，卧床休息可缓解。

最典型的症状是下肢放射痛，从大腿后侧至小腿外侧、足背、足底感到疼痛、麻木，可有过电样的感觉，咳嗽或排便、排尿时下肢疼痛可加重。可出现下肢无力。严重时可出现马尾综合征、尿潴留或大小便失禁。

Q: 为什么会得腰椎间盘突出症？

随着年龄增加，椎间盘发生退行性变，即椎间盘水分减少，弹性下降。久坐或弯腰等动作可加重椎间盘负荷，造成慢性积累损伤，加速椎间盘退变。外伤或轻度外力可导致纤维环破裂，椎间盘髓核从椎间隙向外移位，产生神经压迫，导致一系列症状。

Q: 腰椎间盘突出症的好发部位

最长见于 $L_4 \sim L_5$ 椎间隙，其次好发于 $L_5 \sim S_1$ 和 $L_3 \sim L_4$ 间隙，$L_1 \sim L_2$、$L_2 \sim L_3$ 椎间盘突出比较少见。由于此处腰椎负重较大、活动范围较大，易发生退变。具体表现如下：① $L_4 \sim L_5$ 椎间盘突出症：常压迫 L_5 神经根，表现为从腰部到臀部、大腿后外侧，延伸至小腿外侧、足背的疼痛和麻木；② $L_5 \sim S_1$ 椎间盘突出症：常压迫 S_1 神经根，表现为腰、臀、大腿后方、小腿后方、足跟、足底疼痛；③ $L_1 \sim L_2$、$L_2 \sim L_3$ 腰椎间盘突出症：表现为大腿前侧疼痛，临床上较少见。

Q: 腰椎间盘突出症是否能够预防？

腰椎间盘突出症是在退行性变基础上积累伤所致，积累伤又会加重椎间盘的退变，因此预防的重点在于减少积累伤。腰椎减负，注意端坐，每小时起身活动 10 分钟左右。避免弯腰负重，如墩地、洗衣服、搬重物。进行腰背肌、腹肌力量训练，如游泳、健身操、小燕飞、五点支撑、单双杠，均可增加核心肌群协调性、柔韧性，有预防椎间盘突出的效果。

Q: 怎样尽早发现自己得了腰椎间盘突出症？

判断自己是否有腰椎间盘突出有以下几个方面：①从疾病诱因分析，是否有长时间站着、坐着或者经常弯腰干重活，甚至最近有腰部扭伤及受风、受凉的情况。②判断是否有腰椎部位疼痛，腰椎活动范围受限及伴有下肢麻木、疼痛等临床症状。③根据查体所表现出来的阳性体征来判断，比如，腰椎两侧有一部分按压痛并且向臀部、下肢放射。根据以上三者综合判断，基本能确定出现腰椎间盘突出的疾病，但是明确疾病特点和腰椎间盘突出的严重程度，则需做腰椎 CT 或者核磁共振检查。

因此，如果出现频繁腰痛，或持续性下肢疼痛、麻木，则提示有可能存在椎间盘突出。应看骨科或脊柱外科医生，进行腰椎 X 线片或核磁、CT 检查，即可明确诊断。

Q: 报告上说有腰椎间盘突出，可怕吗？

影像学上的椎间盘突出不等于临床上的椎间盘突出症。随着年龄增加，椎间盘会发生生理性膨出或突出，影像学报告会描述为椎间盘突出。若不产生腰痛或腿痛症状，即不构成临床上的腰椎间盘突出症，无须过度担忧。

Q: 您可能得的不是腰椎间盘突出症

动脉狭窄、硬化，静脉栓塞、神经炎、椎管狭窄、腰椎肿瘤、感染等均可能出现下肢疼痛等症状，但不是椎间盘突出造成的，需全面检查，鉴别诊断。

（1）急性的腰扭伤。急性的腰扭伤常常是急性疼痛发作，常处于强迫体位，保护性的肌紧张或脊柱强直或侧凸，疼痛有的时候还向臀部放射，在进行临床查体的时候直腿抬高试验也可为阳性，但是没有坐骨神经牵拉痛，直腿抬高加强试验为阴性。

（2）腰部的慢性劳损。腰部的慢性劳损有的时候也会表现为腰骶部的酸痛、钝痛，劳累后疼痛加重，休息后症状有所缓解，疼痛有时候还可以牵涉到臀部、大腿的后方，但是在临床上直腿抬高试验多无放射痛。

（3）退行性骨关节病。这个疾病在临床上与广泛的骨与关节的增生性改变有关系，临床表现为腰部的僵直，酸胀感明显，活动后症状逐渐减轻，但活动时间较长的话，患者又会出现腰痛的症状加重，所以在临床上要进行鉴别诊断，可以通过影像学清楚鉴别。

（4）第三腰椎横突综合征。它主要表现为腰部及臀部的疼痛，活动时加重，俯卧位检查时可以触及一侧或者两侧的腰部肌肉轻度痉挛或压痛，并可在第三腰椎横突末端扪及硬结或者条索状物，触痛、压痛明显，但是直腿抬高试验是阴性的，没有神经根的刺激症状，影像学检查可以进一步明确诊断。

（5）腰椎椎弓根的崩裂和滑脱。主要是上下关节突的峡部缺损断裂，使椎弓根结构失去了完整的骨性连接，又称为峡部不连，在椎弓根崩裂的基础上产生了椎体向前滑移，根据动力位影像学的腰椎 X 线片等，结合 CT、核磁可以做出明确诊断。

（6）腰椎管狭窄症。腰椎管狭窄症主要是以神经性的间歇性跛行为主要症状，症状比较重，但是临床医生在查体的时候症状比较轻，所以通过影像学结合患者的症状能够进行有效的鉴别。

（7）臀上皮神经炎。因为臀上皮神经特殊的走行渠道，当它在神经筋膜穿出的时候容易造成神经卡压，从而引起以腰臀部，并牵射大腿后方直至腘窝部的神经疼痛，因疼痛比较明显，所以通过临床的诊断，可以进行鉴别。

（8）此外还需和动脉狭窄、动脉硬化、静脉栓塞等血管性疾病进行鉴别。

Q: 腰椎间盘突出症和腰椎管狭窄有什么区别？

（1）症状不同：腰椎间盘突出症一般为急性发病，下肢呈放射性疼痛，定位明确。腰椎管狭窄为慢性发病，逐渐加重，以间歇性跛行为主要特点，即行走一段距离后出现下肢疼痛或麻木，停止行走或坐下休息后下肢症状即可缓解，下肢疼痛定位相对弥散。

（2）体征不同：腰椎间盘突出症体征多而典型，如直腿抬高试验及加强试验阳性、有腰部压痛和叩击痛、下肢感觉运动减退等。腰椎管狭窄症症状多、体征少。

（3）影像学检查不同：腰椎间盘突出症以椎间盘单一因素压迫神经根产生下肢放射痛，而腰椎管狭窄症致病因素多，CT 和核磁可以看到骨性和软组织压迫因素。骨性压迫因素如椎体边缘骨质增生、椎间隙狭窄、椎间孔狭窄、小关节增生肥大、椎间盘钙化等；软组织压迫因素有黄韧带肥厚、后纵韧带增厚、椎间盘后凸等。

（4）发病年龄不同：腰椎间盘突出症好发于青壮年，20～50岁；腰椎管狭窄症好发于50岁以上。

Q: 腰椎间盘突出症怎么治？

主要分为保守治疗和手术治疗。保守治疗适用于年轻、初次发作、病史较短（3个月以内）和症状比较轻的患者。可卧床休息，避免久坐和弯腰负重。下地活动时佩戴围腰，口服消炎止痛药物（如布洛芬、乐松片）及神经营养药物（如甲钴胺片）。也可以尝试腰椎牵引。症状缓解期可进行游泳、小燕飞、五点支撑等腰背肌力量训练。

手术治疗适用于症状严重、多次发作、病史超过3个月、保守治疗效果不佳的患者，或出现下肢感觉减退、肌力下降，甚至大小便障碍的马尾综合征患者。手术分为微创和开放式手术，各有优缺点和适应证。

Q: 腰椎间盘突出一定需要手术吗？

腰椎间盘突出不一定需要手术治疗，对于首次发作或者症状较轻的腰椎间盘突出患者是可以考虑进行保守治疗的，保守治疗包括口服药物、外贴膏药、局部封闭、腰椎牵引等多种方式。但是如果患者出现了以下几种情况就需要考虑手术治疗了：①经保守治疗无效，或保守治疗有效但多次反复发作的患者；②腰椎间盘突出压迫马尾神经或者造成马尾综合征的患者；③出现剧烈下肢疼痛、间歇性跛行等严重神经学体征；④患病时间长、症状较重、影响日常工作及生活的患者；⑤合并腰椎管狭窄或腰椎滑脱的患者。

Q: 腰椎间盘突出症的最终发展？

腰椎间盘突出症如不及时进行规范治疗，随着年龄的增长，大概率症状会逐步加重，主要临床表现为腰、腿痛的程度逐步加重；疼痛发作频率增高；缓解期逐步缩短或无法缓解；日常生活及工作亦可诱发疼痛，疼痛导致日常生活及工作受到影响；下肢神经功能受损，严重时可导致肌力减退甚至瘫痪；马尾神经受损，出现小便异常或排便功能障碍。当然如果患者能够及时就医、规范治疗，也是有一定概率让病情稳定的。

▶▶▶ 第二章

腰腿痛的"苦恼"

Q: 腰椎间盘突出症有可能会影响大小便？

是的。当腰椎间盘突出导致马尾神经受到压迫时，会引发一系列神经功能障碍，叫作马尾综合征。马尾综合征的主要临床症状包括腰骶部疼痛、下肢感觉障碍、下肢运动障碍、膀胱功能障碍、排便异常、性功能障碍等。如患者出现了马尾神经受损的表现，属于骨科急症，建议及时到正规医院就诊，可能需要进行急诊手术治疗，治疗越早，预后越好。

Q: 腰腿痛是腰痛，腿痛，还是腰痛＋腿痛？

腰腿痛是骨科最常见的临床症状之一，根据疾病的不同，可以表现为单纯的腰痛、单纯的腿痛，或者腰痛合并腿痛，具体的情况需要根据疼痛的部位、性质、诱发因素及临床查体等综合评估。单纯腰痛多见于腰椎滑脱、腰椎骨折、脊柱侧弯、腰椎结核、腰椎原发肿瘤、腰椎转移瘤、骨质疏松、腰背部筋膜炎等疾患，单纯腿痛多见于腰椎间盘突出症和膝、髋关节骨性关节炎，以及膝半月板损伤等疾患，腰痛合并腿痛多见于腰椎间盘突出、腰椎管狭窄等疾患。由此可见腰腿痛病因复杂，建议患者出现相关症状时，及时就医，让专业医生制定规范的诊疗方案。

Q: 腰腿痛是一大类疾病？

是的。腰腿痛是症状的描述，其中包含了很多疾患，如腰椎滑脱、腰椎骨折、脊柱侧弯、腰椎结核、腰椎原发肿瘤、腰椎转移瘤、骨质疏松、腰背部筋膜炎、膝关节骨性关节炎、髋关节骨性关节炎、膝半月板损伤、膝交叉韧带损伤、腰椎间盘突出、腰椎管狭窄等。不同疾病会有不同的表现，建议患者出现相关症状时，及时就医，让专业医生制定规范的诊疗方案。

Q: 腰椎滑脱：腰腿痛的重要凶手

腰椎滑脱是指腰椎相邻两椎体发生了相对位移，通常表现为顽固性腰背痛，如腰椎滑脱导致神经根受压，则会出现相应的下肢症状，腰椎滑脱的疼痛常与过度活动及运动有关。腰椎滑脱的常见病因包括先天发育异常和后天腰椎退行性改变。如果是单纯腰痛，可首选保守治疗进行缓解，如果已经出现神经受压表现，建议进行手术治疗。

Q: 什么是腰椎不稳症？

是指在正常生理负荷下（如正常站立、日常活动等）腰椎发生异常活动并产生相应的临床症状（如腰痛等），症状与体位变化存在一定相关性。治疗可先采取保守治疗，如药物治疗、理疗、佩戴腰部外固定、加强腰背肌肉锻炼等，如保守治疗无效，可考虑手术治疗，重新建立脊柱稳定性。

Q: 什么是梨状肌综合征？

梨状肌综合征是指坐骨神经在梨状肌区域受到卡压，从而表现出相应症状的一组综合征。主要表现为患侧的臀部疼痛及下肢放射性疼痛，与腰椎间盘突出症的临床表现十分类似，主要可通过梨状肌紧张试验进行鉴别，如鉴别困难可通过腰骶椎核磁共振扫描协助判断。对梨状肌综合征患者多数采用保守治疗,大部分患者可通过药物、理疗、封闭等治疗得到缓解。

Q: 腰背痛的高发人群和现状

腰背痛常由腰背部肌肉、筋膜及小关节损伤引发,主要表现为腰背部的疼痛、酸胀不适,多与负重、久坐、久站等有关,以下人群为该症状高发人群:肥胖或超重者;工作性质为久站或久坐者,如出租车司机、办公室工作人员等;长期在寒冷、潮湿环境下工作者;运动负荷过大者,如运动员、消防员、工地工人等。

Q: 得了腰腿痛需要做哪些检查?

首先建议患者到正规医院骨科进行就诊,由专业医生对病情进行判断,并根据情况完善进一步检查。最常见的检查有腰椎正侧前屈后伸位 X 线片、腰椎 MR 扫描、腰椎 CT 扫描、骨盆正位 X 线片、膝关节负重位 X 线片、髋关节正侧位 X 线片、膝关节 MR 扫描、髋关节 MR 扫描、彩超等。

Q: 腰腿痛也许不是骨科的问题

腰腿痛最常见于腰椎退行性变和腰椎急慢性损伤。部分患者腰腿痛可能与脊柱发育异常、肿瘤和炎症有关。这些属于骨科疾病的范畴,临床上较为常见。但有一些其他系统的病变也会引起腰腿痛:①内脏器官病变,如肾结石、输尿管结石,或者胰腺、胃肠道病变放射到腰部，引起疼痛不适。②转移到盆腔或侵犯后腹膜的肿瘤、妇科盆腔肿瘤等。③女性盆腔炎、附件炎症等，可以引起腰痛。④血管病变，如下肢血管闭塞、脉管炎、静脉曲张及血栓，可导致腿痛。⑤下肢关节疾病，髋关节及膝关节的骨性关节炎、类风湿性关节炎、膝关节半月板或韧带损伤等，都可导致腿疼症状。因此，出现腰腿痛症状，需要及时就诊，由有经验的医生通过询问病史、体格检查及相关的辅助检查来判定病情，进行鉴别诊断。

Q: 腰背痛，为什么年轻人越来越多？

我们现在的生活、生产方式与过去相比，已变得相当便捷，腰部所承受的重力负担也自然少多了。比如，农业机械逐渐取代了弓着腰劳作。工业机械化促使重体力劳动锐减。生活中像洗衣服、打扫卫生这些比较伤腰的活，也因为有了洗衣机、吸尘器和扫地机器人等家用电器而变得很轻松。与此相对应，营养的摄取状态肯定比过去要好得多，尤其是构成韧带、肌肉的蛋白质的摄取都超过了所需量，成骨钙质的摄取也不算少。综上所述，体力活减少，营养加强，腰背痛理应减少。但事实上，绝大部分对患者进行诊治的医生都有切身感觉：腰背痛患者好像反而增多了，特别是年轻人患上腰背痛的比例越来越高。这是为什么呢？其原因可能为年轻人伏案工作和学习的时间显著延长，严重增加了弯腰久坐的时间，增加了腰背所受的压力，而汽车代步的普及，致使人们活动量大大减少，腰背肌群的肌肉力量减弱；营养过剩所致肥胖人群比例增加；且因为空调的普及，夏季腰背部保暖不足，容易受凉产生肌肉痉挛、筋膜炎症；并且因为近年来，随着社会节奏的加快，工作、学习压力的增加和智能手机的发展，使得原本丰富多彩的文体活动锐减，更增加了年轻人腰背痛的发病比例。

Q: 如何改善腰腿痛？

腰腿痛，如果经诊断除外了如腰椎间盘突出、腰椎管狭窄、腰椎滑脱、脊柱侧弯等腰部病变及其他组织脏器的器质性病变后，是可以通过一些方法改善症状的。首先是改变生活中的不良姿势和习惯。姿势是决定腰背部是否健康的最重要因素。错误的姿势是引起腰背部病变的主要原因，通常会导致脊柱的骨和关节过早发生不可逆的退行性变，引起肌肉不均衡和紧张，还会使韧带松弛或绷得过紧，这些都会引起腰背部疼痛。因此在日常生活中，不良的姿势，例如，不正确的坐、立、行及睡眠姿势，长时间伏案阅读，书写和看电视、上网，在办公室长时间坐着的工作方式，搬运物品的方式不正确，长时间驾车，居家生活中工作台面的高度过低，琐碎的家务事及运动损伤等都会引起腰背部疼痛或加重腰背部疼痛的临床症状。其次是增加腰背肌肉及核心肌群的锻炼，如游泳、慢跑、引体向上等都能增强腰背肌肉力量，还可以做些针对性的锻炼，如平板支撑及小燕飞等。最后是合理饮食，控制体重，减轻腰背部的负担。在腰腿痛的急性期，则要减少运动，多卧床休息，活动时可以佩戴围腰，同时配合一些理疗，如果症状重，则可同时加用口服或者外用的非甾体类药物，帮助减轻症状和无菌性炎症反应。

❓ 腰痛、腿痛，一定需要手术吗?

腰痛、腿痛，并不是一定需要手术治疗。大部分的腰腿痛可以通过保守治疗治愈或者缓解症状。专家认为大多数的腰背部疾患是姿势不良、不正确地使用肌肉或软组织损伤引起的。因此，一般采用保守的内科治疗、理疗等。外科手术是治疗腰腿疼痛的最后办法，只有当病情严重到影响患者生活且其他治疗方法无效时，才考虑使用。常用的非手术治疗方法除了上述的改善生活中用腰习惯、腰背肌肉锻炼、控制体重、保暖等，还有以下常用方法：①药物治疗：常用西药类如止疼、解痉、激素类、脱水药及营养神经药物；中药类用有活血化瘀、舒筋通络作用的药，但从发病机制上看，药物治疗多是缓解症状，并不能从本质上改变器质性病变及阻断其发展。②封闭疗法：封闭疗法是利用利多卡因等麻醉药物配合类固醇药物注射到疼痛的部位来消除炎症、解除疼痛的一种方法，但进行封闭疗法，可能因为局部的急性异物反应、无菌操作不严格，再加上使用激素降低了局部防御功能，会导致感染，感染如果经久不愈可能会引起局部组织的坏死、脓肿和窦道。③神经阻滞疗法：直接在末梢的神经干、丛，以及脊神经根和交感神经节等神经组织内或其周围注入药物，阻断神经传导的功能，这种治疗方法称为神经阻滞疗法，这种方法的作用主要是止痛，但也会出现与封闭疗法相似的不良反应。④牵引疗法：牵引疗法是医院应用已久的传统治疗方法，它常常与患者的休息一起合用，在严重腰背部疾患的急性期，患者不仅要卧床休息，还会根据病情同时进行牵引治疗，牵引疗法适用于急慢性腰痛、椎间盘突出症、腰椎小关节紊乱、颈椎病和某些脊柱不稳定的患者，对于脊柱化脓性疾病、脊柱结核、脊柱肿瘤不适于采用这种治疗方法。⑤物理疗法：物理疗法是应用物理因素作用于人体，防治疾病的方法，简称为理疗。它包括使用天然因素和人工的各种物理因素，人工的物理因素包括电、磁、光、声、热、冷等，天然因素包括使用日光、空气、泥土、矿泉水、气候等。

Q: 有腰腿痛，可以做哪些锻炼？

过去总是强调腰腿痛的患者绝对卧床或减少活动，但其实无助于疾病的康复。相反，适当进行肌肉力量的锻炼、灵活性活动及拉伸锻炼是有助于减缓疾病发展和缓解疼痛的。针对不同的疼痛部位，我们可以选择不同的腰部活动和锻炼。开始活动的时候要轻柔缓慢、循序渐进，等到适应后，再根据自身的情况适当延长时间和增加强度。关键在于持之以恒。

（1）腰椎间盘突出症患者适合游泳、引体向上等运动，并且适当的后伸锻炼可以减轻腰椎间盘所受的压力。

（2）腰椎管狭窄的患者由于腰部屈曲的时候椎管相对扩大，有助于缓解神经压迫造成的腿痛。因此腰部的锻炼以锻炼腰部屈肌的力量及伸展放松背部肌肉为主，游泳和骑车都是不错的锻炼方法。

（3）腰椎滑脱的患者，其背部的锻炼是以锻炼屈肌力量和背部肌肉力量为主。可以选择游泳、小燕飞和平板支撑。

（4）以腰痛为主、偶尔腿痛的患者，背部锻炼的目的主要在于增强腰部肌肉的力量、减少腰椎的不稳定，从而缓解腰腿痛。推荐小燕飞和平板支撑，同时也可以做一些拉伸背部肌肉的动作。

（5）梨状肌综合征患者拉伸梨状肌能够缓解其痉挛，从而减轻对坐骨神经的压迫。可做钟摆运动（站立位腰椎挺直，膝关节绷直，健侧下肢做支撑，将患肢尽量后摆，随后收回）和腰背肌锻炼，另外可做髋关节内外旋和内收外展动作，对症状的缓解有一定帮助。

（6）骶髂关节炎，进行骶髂关节的拉伸训练和核心肌肉的训练，可以有效缓解骶髂关节的疼痛。

Q: 腰腿痛会越来越严重吗?

具体情况需要看引起腰腿痛的疾病和治疗情况。大部分的腰椎疾病，如腰椎间盘的膨出和突出症、轻度到中度的腰椎管狭窄症、I度且稳定的腰椎滑脱症、较轻度腰椎退变侧弯、腰背肌筋膜炎、腰肌劳损等，是可以通过保守治疗治愈或减缓病情发展的，如改变生活中的不良姿势、加强腰背肌和核心肌肉的锻炼、卧床休息、佩戴腰围或支具、牵引和理疗、局部或口服药物治疗等，都是有一定效果的。但有些疾病，保守治疗往往无效，腰腿痛会越来越严重，甚至还会延误病情，如腰椎间盘脱出或出现大小便异常和足下垂的情况、重度的腰椎管狭窄症、II度以上的腰椎滑脱症、重度侧弯、腰椎感染、结核、肿瘤等。因此，还是强调腰腿痛患者尽早就医，骨科或脊柱外科的医生会根据患者的不同情况，给出个体化、规范的治疗建议。

▶▶▶ 第三章

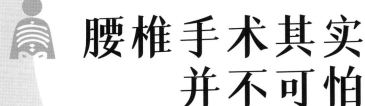

腰椎手术其实
并不可怕

Q: 哪些疾病可能需要腰椎手术？

（1）腰椎间盘突出症：症状重，反复发作，经保守治疗无效，或压迫马尾神经造成马尾综合征者，出现足下垂的患者。

（2）腰椎管狭窄症：间歇性跛行加重或站立时间明显缩短，活动后腰部疼痛、下肢疼痛，严重影响日常生活，保守治疗无效。

（3）腰椎滑脱症：伴有腰痛、下肢放射痛或麻木，保守治疗无效。

（4）腰椎骨折：包括爆裂性骨折和压缩性骨折。

（5）脊柱侧凸、后凸畸形及其他类型脊柱畸形，经专科医生评估达到手术治疗标准。

（6）强直性脊柱炎造成畸形或者压迫神经产生下肢症状。

（7）脊柱原发肿瘤和转移肿瘤。

（8）脊柱结核和其他非特异性感染，药物治疗不能根治且产生病理性骨折或神经症状。

Q: 腰椎手术包括哪些手术操作？

腰椎的手术，根据不同的术式，操作也不尽相同。大部分术式中主要包括椎板或关节突减压、腰椎间盘切除、硬膜囊及神经根松解等操作。有些术式中还包括椎间融合器植入、经椎弓根螺钉内固定、截骨矫形、骨折撑开复位、滑脱复位、人工椎间盘置换、棘突间弹性内固定、横突间植骨等操作。

腰椎手术常见的术式如下。

脊柱内镜手术：对于部分腰椎间盘脱出、腰椎管神经出口根卡压的患者，可行脊柱内镜通道下单纯髓核摘除及减压手术，优点是创伤小，操作较为安全，效果确定。

椎板开窗、椎管扩大成形术：适用于单纯型椎间盘突出症的患者。可通过椎板开窗切除突出的椎间盘，该种手术的优势是骨质切除范围小，对脊柱后部结构破坏较少，稳定性影响小。

全椎板减压椎间植骨融合内固定术（PLIF）：该种手术可用于治疗大多数腰椎疾病，在减压、切除椎间盘和松解硬膜囊及神经根的同时，进行椎间融合器的植入和经椎弓根螺钉固定。但有创伤较大和易导致远期向邻近节段退变的缺点。

经椎间孔入路腰椎椎间融合术（TLIF）：该种手术方案可解决多数腰椎疾病，且对脊柱后部结构破坏较少，现得到广泛应用。但仍有使未融合椎间隙承载压力增大进而导致邻椎病发生的危险。

经皮椎体成形术：主要针对老年性骨质疏松引起的压缩性骨折、椎体血管瘤及椎体恶性肿瘤的姑息性治疗，具有创伤小、恢复快、安全性高的特点。

其他术式：人工腰椎间盘置换术及其他脊柱非融合技术、斜外侧腰椎椎间融合术、前路腰椎椎体间融合术、侧方入路腰椎椎间融合术、侧路腰椎椎体间融合术等，都在探索和发展中。

Q: 什么时候需要进行腰椎手术？

关于腰椎退变性疾病，患者熟知的有腰椎管狭窄症、腰椎间盘突出症、腰椎滑脱症等。因为腰椎疾病并不致命，并且腰椎手术的目的是帮助患者提高生活质量，这两种属性使得在门诊脊柱外科医生最常被问的一句话就是"医生，我的腰椎能不能不做手术？"。现在我们就来简单谈谈这个问题。

对于所有外科医生来说，掌握恰当的外科手术适应证都是首要问题，通俗地说就是什么情况下需要做手术。下面我们以腰椎管狭窄症为例，谈谈这个疾病的手术适应证。

（1）非手术治疗不能控制且出现不能耐受的严重下肢疼痛，伴或不伴腰痛，通俗地讲就是保守治疗没法有效缓解坐骨神经痛及腰痛。

（2）有持续的下肢症状，进行性间歇性跛行经过2～3个月非手术治疗无明显效果，基本意思同上一条，腰椎管狭窄症主要就是腰腿痛，还有限制步行距离，对老年人来说，如果活动量受限，不但生活质量会严重下降，而且内科情况也会控制不好，导致高血压、高脂血症、糖尿病等。

（3）严重神经压迫和进行性神经功能丧失、马尾综合征患者应考虑手术治疗，同时症状、体征和影像学检查应一致，也就是说，如果出现会阴区感觉障碍、大小便功能障碍、足下垂、肌肉萎缩等严重神经功能丧失症状，在做好鉴别诊断的前提下，应尽快手术。

此外，对腰痛和腿痛等症状，不同的患者耐受力不同，不同的患者对生活质量的要求也不一样，所以不能一概而论。

Q: 腰椎手术需要做多大切口？

腰椎手术种类很多，手术的大小需要根据具体病情来判断和分析，如大部分腰椎间盘突出症、腰椎间孔狭窄、Ⅰ度以内稳定的腰椎滑脱且伴有腰椎间盘突出或椎管狭窄等，是可以通过椎间孔镜或椎间盘镜进行手术的，切口为 1 ～ 2 cm，术中出血少，术后第二天就可以下床活动和出院。而对比较严重的腰椎间盘脱出或伴有钙化的情况、重度的多节段腰椎管狭窄、Ⅱ度及以上的腰椎滑脱等，在治疗中需要减压范围更大、更彻底，往往同时需要行腰椎融合的操作，则要行开放性手术治疗。随着脊柱学科的不断发展，近年来内镜下腰椎融合技术也日渐成熟，在更小的创伤情况下，患者获得良好的疗效。因此，对于腰腿痛的患者，还是建议尽早就医，有经验的专业医生会根据患者的不同情况，制定个体化的治疗方案。选择手术治疗方式的原则：用最小的创伤解除症状，减少治疗费用，缩短康复时间。

Q: 请记住，做完腰椎手术并不代表治疗流程的结束

　　腰椎手术只是完成了腰椎疾病治疗的第一步，我们经常说"三分手术七分养"，从出手术室开始，还需要一系列的围手术期治疗措施，包括伤口护理、疼痛管理及可能出现并发症的预防管控及治疗。当然，腰椎术后的康复训练也是很有必要的。康复训练开始的时间因人而异、因手术而异，而且需要循序渐进。若术后伤口没有明显疼痛即可练习，如仰卧位收缩下肢肌肉训练、直腿抬高训练等。若拔除引流管后没有明显疼痛，可以逐渐开始行腰背肌功能锻炼。康复训练需要掌握个性化、适度的原则，因手术后每个人恢复情况不同，身体情况也不同，所以需要制定个性化的康复治疗方案。

Q: 腰椎手术大约多长时间，花多少钱？

腰椎手术时间并不完全固定，主要与手术的方式、难易程度、手术节段长短等有明显的关系，并且做手术的时间还要考虑麻醉时间，包括术后麻醉清醒时间，每个人体质不同，麻醉清醒时间也会不同。不同类型的手术，手术的时间长短是不一样的，比如，腰椎内固定取出术，一般来讲 1 小时左右就可以完成了。如果是腰椎微创手术治疗，有可能需要 1～2 小时。如果采取开放式的融合内固定手术，也需要 2～3 小时的时间。如果是脊柱严重的侧弯后凸畸形，甚至一些肿瘤性疾病，有可能需要十几个小时才可以做完。另外，不同的手术者所用的时间也是不一样的，技术比较熟练的术者，做腰椎手术的时间会大大缩短。

关于腰椎手术的费用，一般来说不同的地区或者是不同的医院，费用并不相同。同时，腰椎手术的费用还取决于患者的病情严重程度，如果患者的腰椎间盘突出节段比较多，那么相应的治疗费用就会比较高。

Q: 经典的腰椎后路减压融合内固定术是怎么操作的？

腰椎后路减压融合内固定手术基本步骤：①减压，解除脊髓及神经根的压迫；②重建腰椎结构稳定。减压的过程包括椎板、增生关节突关节及肥厚黄韧带的切除，以及椎间盘髓核摘除和脊髓神经根的松解等，主要以解除脊髓、神经根压迫为主要目标。而重建腰椎稳定性亦有不同的方法，包括椎间融合器的植入、椎弓根螺钉固定等。

Q: 腰椎术后的康复训练很重要

无论是开放手术还是微创手术，腰椎术后的康复训练是非常重要的，其目的是重建椎管内外生物力学的平衡体系，增强和保护腰椎的稳固机制，恢复功能。术后正确的康复训练对并发症的防治、功能的恢复都至关重要。正规适度的康复训练可以有效增强腰部的力量，增加脊柱的稳定性，减轻术后软组织的粘连和神经根水肿，降低术后复发率。术后早期的适当锻炼对术后生活质量的提高是很有好处的，比如，术后的直腿抬高训练（图 3-1），可以预防术后的下肢肌肉萎缩、减少术后神经根周围的粘连及预防下肢深静脉血栓形成。而尽早进行适度的腰背肌功能锻炼（图 3-2），对尽早回归正常工作及预防脊柱其他疾病也有十分重要的作用。

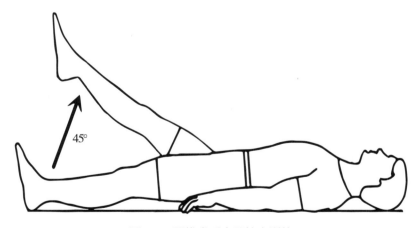

图 3-1　腰椎术后直腿抬高训练

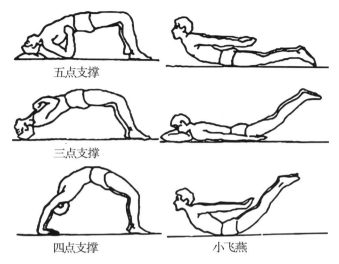

五点支撑　　　　　　　

三点支撑　　　　　　　

四点支撑　　　　　　　小飞燕

图 3-2　腰椎术后腰背肌功能锻炼

Q: 腰椎间盘突出症、腰椎管狭窄症一定需要手术吗?

绝大多数腰椎间盘突出症患者不需要手术治疗。从临床上来看，85% ～ 90% 的患者经过保守治疗，如绝对卧床休息、腰背部肌肉锻炼、牵引、理疗、药物等治疗，就能使症状缓解或完全消失。

但对于部分症状严重，经过正规保守治疗 3 个月以上后，症状没有好转，并且出现神经损害的表现时，就建议手术解除神经压迫，否则受损的神经就会出现不可恢复的功能障碍。

腰椎管狭窄症患者是否一定需要手术? 答案也是否定的，我们主要还是要看临床症状。如果腰椎管狭窄在早期或者是症状比较轻，仅出现腰疼，或者有轻微下肢麻木、疼痛或臀部不适，而不影响日常生活，不影响行走，这时就不需要进行手术治疗，只需保守治疗、定期复查即可。如果腰椎管狭窄比较严重，出现腰痛及下肢疼痛、麻木，间歇性跛行，行走困难等症状，严重影响生活质量，就建议考虑手术治疗了。

Q: 腰椎需要二次手术吗？

一部分腰椎间盘突出症的患者在接受手术治疗后症状缓解不明显，或症状虽缓解但一段时间后又复发，有可能需第二次手术治疗。有文献报道腰椎手术再次手术率为2%～9.2%。需要再手术可能原因：①少见的原因为定位错误，如患者有骶椎腰化、腰椎骶化等变异情况，初次手术做错间隙，造成手术后症状不缓解，不得不再次手术。②神经根粘连，初次手术引流不畅或者未放置引流管，术后局部血肿形成，最终导致瘢痕形成，或者侧隐窝扩大不充分，瘢痕组织增生造成医源性侧隐窝狭窄，神经根粘连，造成复发。③最多见的原因为手术摘除的突出髓核不够，减压不充分。④术后出现内固定失败（断裂、松动、移位等）。⑤远期出现手术相邻节段退变。

Q: 腰椎手术后，内固定需要取出吗？

是否需要取出内固定决定于患者的年龄及采取的手术方式，①对于年轻的患者腰部骨折后采用椎弓根钉进行复位、固定，一般骨折愈合后均应将内置物取出，因为患者的预期寿命很长，而且，内置物过长时间放置，随着腰部的活动有可能会发生断裂，椎弓根钉或连接杆断裂后再次取出时，会较为困难，因此对于预期寿命比较长的年轻患者使用椎弓根钉内固定，建议在术后

1～2年内取出。②对于一些年龄较大的腰椎疾病患者采用椎弓根钉内固定，其内置物是可以不取出的，内置物在人体内并不会对患者产生特殊的影响，没有必要为了取出内置物再次进行一次手术，当然，如果出现腰椎术后内固定断裂、松动、移位等情况导致腰痛等症状，就需要结合病情来决定是否行内固定取出。

Q: 腰椎手术后还是腰腿痛，正常吗？

腰椎手术后，短期内还存在腰腿痛症状，这在腰椎手术彻底减压、没有相关损伤的前提下，是一个相对正常的反应。无论是手术本身创伤还是术中对神经根的牵拉，以及术后伤口局部积血，都会引起短时间的刺激，导致术后腰腿痛。这种刺激在手术后一段时间内会逐渐恢复，包括局部积血吸收、神经根水肿消除。如果腰椎术后6个月以上还存在腰腿痛，建议完善腰椎核磁共振等检查明确原因，排除是否存在髓核残留或者术后复发的问题。

Q: 腰椎术后多久可以下床活动？

腰椎术后多久能下床活动，不能一概而论，也没有统一的标准，一般来说，微创手术，包括椎间孔镜手术、椎间盘镜手术、椎体成形术等，该类手术创伤小，术后当天或第二天即可下床活动；常规的腰椎开放手术，一般术后3～5天下床活动，当然，需根据患者疼痛、恢复情况、患者自身身体情况来综合考虑。

Q: 配合医生完成腰椎手术，患者需要做些什么？

医生、患者之间的互相配合是一门很大的学问。在腰椎手术前后，患者需要做些什么才能更好地完成手术呢？首先，患者要建立起对主刀医生及医护团队的信任，这是最关键的，若您对手术团队有一丝丝疑虑，就不建议您做这个手术；其次，手术前，您需要对自己所患疾病有所了解，现在是信息爆炸的时代，您可以通过书籍、网络等渠道来了解疾病相关信息，做到心中有数，这样在同医生沟通时，才能有的放矢；然后，术前要调整好自己的心态及身体状态，任何人面对手术，都会存在一定的恐惧、焦虑心理，这是完全可以理解的，这就需要您在手术前做好心理准备、身体状态的调整，与医生一起共同面对、正视、治愈疾病。

Q: 为什么同样接受腰椎手术，效果不一样？

对于同样的腰椎手术，如果手术成功的话，手术效果相对来说比较确切。但每个患者病情不一样，神经受压的时间、程度不同，术后恢复不一致。神经受压时间长、压迫重的患者，残留疼痛、麻木的可能性要大，术后恢复和疗效较差。此外，也与患者神经敏感性、个人体质有关系。

Q: 腰椎手术的风险高不高？

腰椎手术肯定会有风险，而且风险相对比较高，因为手术针对的是神经，在神经周围操作，有损伤的可能性，但是针对病情而言，进行手术治疗明显利大于弊，如果是进行腰椎微创手术，如椎间盘突出通过椎间孔镜治疗，这种手术创伤比较小，并且手术时间比较短，风险也就相对较小了。

▶ ▶ ▶ 第四章

儿童、青少年脊柱侧弯，我们一定要重视

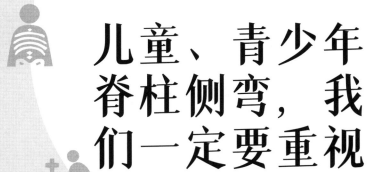

Q: 什么是脊柱侧弯？

脊柱侧弯指脊柱部分节段偏离身体中线向侧方形成弯曲，多伴有椎体旋转、肋骨抬高及椎旁的韧带肌肉异常，使脊柱向侧方凸出弧形或"S"形，是一种三维结构畸形。它以外观异常为主要早期临床表现，随着畸形的进展，身体躯干失平衡。国际上采用 Cobb 法评估脊柱侧弯的程度，通常将 X 线片上 Cobb 角 ≥ 10° 定义为脊柱侧弯。

Q: 脊柱侧弯的孩子，在全国大约有多少？

据统计，我国有 300 多万脊柱侧弯患者，并且还在以每年 30 万左右的速度递增。脊柱侧弯已成为继肥胖、近视之后，危害儿童、青少年健康的第三大疾病。

Q: 儿童、青少年的脊柱侧弯，包括哪些类型？

脊柱侧弯按病因分类，可分为以下几种类型。

（1）特发性脊柱侧弯：最常见的侧弯类型，发生原因不清，所以称之为特发性。由于青春期骨骼发育很快，畸形加重更加明显，因此该病多于青少年期发病。

（2）先天性脊柱侧弯：由胎儿期骨骼发育不良造成。

（3）神经肌肉性脊柱侧弯：由肌肉神经方面疾病（肌肉力量不平衡）造成，最常见的是小儿麻痹后遗症所致侧弯、痉挛型脑性瘫痪等。对此类侧弯如给予向上的牵引力，则脊柱容易变直，因此手术效果良好。

（4）神经纤维瘤病合并脊柱侧弯：神经纤维瘤病合并脊柱侧

弯为一种特殊类型，常由神经纤维瘤生长对周围组织压迫、破坏引起。患者皮肤上常有咖啡斑，畸形多发于胸椎，受累节段少，但畸形严重，治疗较困难。

（5）其他合并症导致的脊柱侧弯。

Q: 别担心，孩子最常见的是非结构性脊柱侧凸

非结构性脊柱侧凸是指某些原因引起的暂时性侧弯，一旦原因去除，即可恢复正常，但长期存在者也可发展成结构性侧凸。一般这种患者在平卧时侧凸常可自行消失，拍摄 X 线片示脊柱骨骼结构正常。在家长强调下，可以恢复到正常姿势，这种情况通过纠正姿势是可以得到恢复的，或者是由于腰椎间盘突出症等疾病出现的代偿性侧弯，这时可以考虑手术解除腰椎间盘突出症问题，疼痛缓解消失后侧弯也就跟着消失了。

Q: 结构性脊柱侧凸和非结构性脊柱侧凸，该怎么辨别？

这两种脊柱侧弯的治疗方式不同，这也就要求家长们早发现孩子的异常，早去正规医院进行辨别，进行相应的脊柱全长片或者做 Bending 像的片子的拍摄。如果发现 Bending 像的脊柱侧凸角度的恢复能够大于 30%，这时我们就可以考虑患者是柔韧度比较好的侧弯，是非结构性的侧弯。如果 Bending 像上仍然大于 25°，就说明患者的柔韧度不是特别好，我们就可以把它叫作结构性脊柱侧凸。

Q: **孩子脊柱侧弯是怎么引起的?**

脊柱侧弯的原因很多，有先天性因素，也有后天性因素。先天性的脊柱侧弯是先天性畸形，后天性的脊柱侧弯可能与宝宝维生素 D 缺乏或长期姿势不正有关，应该根据具体情况进行分析。

脊柱侧凸按照病因可以分为功能性或器质性两种，或称非结构性和结构性。

◆非结构性脊柱侧凸

病因：姿势性侧弯；腰腿疼痛，如椎间盘突出症、肿瘤；双下肢不等长引起；髋关节挛缩引起；炎症刺激（如阑尾炎）；癔症性侧弯。

非结构性脊柱侧凸是指某些原因引起的暂时性侧弯，一旦原因去除，即可恢复正常，但长期存在者也可发展成结构性侧凸。一般这种患者在平卧时侧凸常可自行消失，拍摄 X 线片示脊柱骨骼结构均为正常。

◆结构性脊柱侧凸

（1）特发性：最常见，占总数的 75% ～ 85%，发病原因不清楚，所以称之为特发性脊柱侧凸。根据发病年龄不同，可分成三类：①婴儿型（0 ～ 3 岁），②少年型（4 ～ 10 岁），③青少年型（10 岁～骨骼发育成熟）。

上述三型中又以青少年型最为常见。

（2）先天性分以下三类。

1）形成不良型：①先天性半椎体；②先天性楔形椎。

2）分节不良型。

3）混合型，同时合并上述两种类型。

先天性脊柱侧凸是脊柱在胚胎时期出现分节不完全、一侧有骨桥或一侧椎体发育不完全，或者混合有上述两种因素，造成脊柱两侧生长不对称，从而引起脊柱侧凸。往往同时合并其他畸形，包括脊髓畸形、先天性心脏病、先天性泌尿系畸形等，一般在 X 线片上即可发现脊椎发育畸形。

（3）神经肌肉性：可分为神经源性和肌源性，是神经或肌肉方面的疾病导致肌力不平衡，特别是脊柱旁肌左右不对称所造成的侧凸。常见的原因有小儿麻痹后遗症、脑瘫、脊髓空洞症、进行性肌萎缩等。

（4）神经纤维瘤病合并脊柱侧凸。

（5）间质病变所致脊柱侧凸，如马方综合征、先天性多关节挛缩等。

（6）后天获得性脊柱侧凸，如强直性脊柱炎、脊柱骨折、脊柱结核、脓胸及胸廓成形术等胸部手术引起的脊柱侧凸。

（7）其他原因，如代谢性、营养性或内分泌原因引起的脊柱侧凸。

Ⓠ 孩子们一味追求的"瘦、高"，也许是脊柱侧弯的凶手

脊柱畸形是骨科或者运动康复科的一种常见病，我国脊柱畸形的发病率在 1% ～ 3%，其中，脊柱畸形中的"脊柱侧弯"多发生于 10 ～ 16 岁的青少年。目前全世界有逾千万的青少年脊柱侧弯患者。它特别青睐"瘦、高、豆芽菜型"的青少年。这个阶段，孩子的身体虽然在成长，但是肌肉力量却在发育中减弱，而

躯干部的肌肉是支撑脊柱的主要力量和动力，由于肌肉的支撑力不足，最终脊柱本身负载加大，导致代偿性的弯曲，为了维持躯干的平衡，引发脊柱的侧弯。

Q: 女孩子更容易得脊柱侧弯，是真的吗？

据统计，我国有 300 多万脊柱侧弯患者，女性发病率远高于男性，发病时间多集中在青春期开始发育的一两年。很多女孩子一直很健康，到了十三四岁突然就发病。究竟为什么脊柱侧弯这种疾病"青睐"女性？目前看还是因为与女性雌激素受体基因有关。中国女性患者一些特别的生长模式，如女孩子月经提前、又瘦又高、双乳发育不对称等。在脊柱侧弯的群体中，女性占大多数，女性的身体看起来较为瘦弱，女孩子的活动减少相对更为明显，女孩子的肌肉力量在发育中减弱，而躯干部的肌肉是支撑脊柱的主要力量和动力，由于肌肉的支撑力不足，最终脊柱本身负载加大，导致代偿性的弯曲，为了维持躯干的平衡，引发脊柱的侧弯。由于男孩子在肌肉的力量上和体育活动方面普遍强于女孩子，所以在脊柱侧弯的患者中男性比例偏少。

Q: 脊柱侧弯进展的高峰期？

要回答这个问题，我们首先要知道脊柱侧弯的分类，不同类型的脊柱侧弯起病、进展、转归不尽相同。有一些是有明确原因的，如先天性脊柱畸形、医源性脊柱畸形、综合征性脊柱畸形等；有一些是没有明确原因的，脊柱外科医生们按照约定俗成的国际惯例，称这种脊柱畸形为特发性脊柱畸形，类似于特发性高血压一样，都是无法找到明确原因的。也许随着技术的进步及临床资料的不断完善，数年以后会得到新的脊柱畸形分类，但就目前而言，特发性脊柱畸形（侧弯）就是最常见的畸形（侧弯）类型，女孩多于男孩。临床数据提示我们，青春期前后，骨骼生长发育处于高峰，也正是这个阶段，脊柱发生了翻天覆地的变化，小问题可以被不断放大。所以，人们普遍认为，青春期前后，是特发性脊柱侧弯进展的高峰期。

在此，我们要特意强调一种叫作早发性脊柱侧弯（EOS）的概念，根据国际脊柱侧凸研究协会（SRS）报道，10 岁之前各种原因导致的脊柱畸形被称为 EOS，也就是说不再单纯按照原因，而是按照年龄分类。这一分类的重要意义在于让脊柱外科医生易于区分哪些患者可以进行最终的融合手术，哪些需要关注骨骼发育，需要采用生长棒等技术。

Q: 脊柱侧弯会引起哪些危害？

主要集中在 4 个方面。

（1）外观畸形：脊柱侧弯会导致脊柱变形，使肩背部看起来不平衡，同时胸廓也会慢慢变得畸形，骨盆也会随之倾斜，下肢会变得一长一短，整个人的身形都会受到不良的影响，呈现异常形态严重时，甚至会影响肢体的活动度。

（2）神经功能障碍：对于青少年来说，青春期正处于骨骼生长发育的快速时期，脊柱侧弯如果未能及时得到干预，便会迅速进展，成年后脊柱将无法正常支撑身体的重量，易出现长期、反复的腰背部疼痛，如果压迫了脊髓神经，患者还会出现双下肢麻木、无力、行走困难等症状。

（3）心肺功能异常：对于严重脊柱侧弯的青少年来说，侧弯的脊柱还会使胸廓发生压缩和变形，压缩正常心肺的发育空间，使心肺功能发生不可逆的损伤，影响患者的日常活动能力和生活质量。

（4）心理异常：脊柱侧弯不仅影响着青少年患者的身体外观和脏器功能，还严重影响着青少年的身心健康、学习成绩和社交能力，对他们远期就业和婚姻都产生极大的困扰，给患者家庭带来巨大的负担。

Q: 报告上常说的 Lenke 分型是什么意思？

脊柱畸形的分型有很多种，各自适用于不同的病因。其中特发性脊柱侧弯的分类方法较为成熟，早期的 King 分型，以及后来出现的 Lenke 分型都是比较成熟的分型。King 分型是基于单平面的分型方法，诞生于 harrington 内固定系统的年代，它并没有把胸腰段侧凸、腰椎侧凸、双主弯等情况概括进去。在随后的年代里，lenke 等认识到脊柱畸形是一种三维的复合畸形，随即在大量的病例支撑下，于 2001 年提出了 Lenke 分型，也是目前国际公认的一种分型方法。

Lenke 分型是一个很专业的学术概念，在此我们仅做初步的介绍。首先要对脊柱进行分区，该分型分为三种：弯曲类型、腰弯修正型、胸椎矢状面修正型。弯曲类型里，将脊柱分为上胸弯、主胸弯、胸腰弯、腰弯，根据弯的性质分为主弯（结构弯）、次弯（结构性、非结构性）。由此细分为 42 个类型。

依据 Lenke 的理念，不同的类型，其手术方法迥异，有的需要长节段固定，有的需要短节段。总的来说，该分类给了临床医生一把治疗特发性脊柱侧凸的标尺。这些年来，在以此为依据的临床数据的不断积累下，该分类的治疗理念也在不断完善并服务于临床。

Q: 什么是"剃刀背"？

"剃刀背"这一命名十分形象地诠释了脊柱畸形（侧弯）是一个三维概念，即 3D 畸形，不仅仅是左右弯曲，还会伴有椎体的旋转。在椎体发生旋转的节段，后方组织被顶起，形成了切线位上一侧凸起的特殊体征，似"刀削"，故得名"剃刀背"。在胸段，"剃刀背"往往意味着肋骨形态的显著改变，胸廓容积的显著下降，心肺受到挤压而功能严重受限，活动耐量显著下降等。

Q: 脊柱侧弯，在家也能自检？

除了去医院，对于家长来说，有价值的就是用比较简单的方法对孩子进行检查。孩子暴露背部，自然站立，通过 5 条线判断孩子的后背是否对称，5 条线可以总结为"4 横 1 竖"。

①双肩是否等高，头部是否居中；②左右肩胛骨在脊柱两侧是否对称，肩胛下角是否等高；③两侧腰凹是否对称；④两侧髂嵴是否等高（即骨盆是否水平）；⑤棘突连线是否倾斜或偏离正中线，5 条线中有任何 1 条异常都称为躯干不对称。

随后进行前屈试验，让孩子脚跟并拢，双腿伸直，躯干前屈90 度，双手合十，上肢垂直于地面，家长观察脊柱两侧是否对称。如果有脊柱变形和肋骨抬高，会出现两边不对称，考虑存在脊柱侧弯的可能，需要去医院进一步明确。

Q: 脊柱侧弯也可能合并其他系统的问题

除去特发性侧弯、部分医源性侧弯，脊柱侧弯可合并多系统畸形。先天性脊柱畸形可合并心脏、泌尿生殖系统、神经系统复合畸形。较为少见的综合征性侧弯，也常见合并其他系统畸形，情况较为复杂，如马方综合征、Klippel-Feil 综合征等，伴有心血管系统、泌尿系统等畸形，还有自发融合椎、发际线低等。神经纤维瘤病作为一种常染色体显性遗传病，可出现脊柱侧弯畸形、神经系统多发神经纤维瘤表现，部分肿瘤侵蚀周围组织包括骨骼、肌肉、心脑血管系统等。虹膜可见 Lisch 结节，长骨、面骨过度生长等全身骨骼多发性发育异常。

Q: 脊柱侧弯也分为轻度、中度和重度

作为医护人员，我们非常希望简单化地介绍脊柱侧弯这一概念，但是通过前文的介绍，大家已经看到：脊柱畸形病因复杂、转归不一、治疗方法迥异。脊柱侧弯也可以分为轻度、中度和重度，如果按照对未来健康的危害轻重进行分类：稳定的、无显著危害的侧弯，采用保守治疗、观察即可，预期进展缓慢、其他系统影响较小、无显著外观改变、无显著心肺脏器功能影响或限制；进展相对稳定的侧弯，已存在部分心肺功能影响、外观可见异常，但并非仅留手术这一条治疗途径，仍可采用观察的方法，或者说即便手术，也不会严重威胁神经、呼吸、循环系统；严重

危害健康的侧弯，非手术不能解决，且远期影响较大，神经、呼吸、循环系统影响大，预期寿命受限。如果按照脊柱侧弯的程度（Cobb 角）来讲，通常轻度为 Cobb 角小于 20°，20°～40°为中度，而大于 40°则为重度侧弯。青春期脊柱侧弯的孩子，必须进行更强化、规律的锻炼，如果任其发展，Cobb 角可能会超过 70°甚至 100°，此时成为极重度侧弯，必须进行手术治疗，这时手术范围和麻醉风险对孩子创伤非常大，这是我们都不希望看到的。

Q: 脊柱侧弯一定需要手术吗?

青少年特发性脊柱侧弯的诊断，多半是由家长无意间发现形态异常再就诊后明确的。细心的家长可能在很早的阶段就发现了，在该阶段，通过支具调整、坐姿调整、体育锻炼等，可以延缓进展、稳定侧弯，不需要手术治疗。如果存在侧弯大于 40°～50°，每年进展大于 5°，非手术方法不能缓解疼痛、胸椎前凸、明显外观畸形，严重影响心肺功能等情况，多建议行手术治疗。

先天性侧弯、综合征性侧弯、神经纤维瘤病性侧弯，如无相关禁忌，且侧弯预期进展会影响心肺神经系统功能，在保守治疗无效的情况下，多采用手术治疗。

Q: 脊柱侧弯矫形术，风险高不高?

脊柱是人体的"承重墙"，能调节运动和平衡、支撑人体结构、保护内脏系统，而且其内部有重要的中枢神经系统，因此脊柱侧弯矫形术存在一定的风险。但是，人们对特发性脊柱侧弯这一疾病的认知已经日渐成熟，从几十年前寡为人知，到现在已经纳入我国青少年常规体检筛查的"人尽皆知"的进展，反映出我国健康领域的巨大进步。矫形手术作为治疗该疾病最主要的技术手段，已经从那个久远的"蛮荒"的过去，高速发展到分型明确、治疗理念明确、手术方案明确、学术交流频繁、极尽繁荣的科技时代。各种保驾护航的复杂工具，在多学科的共同努力下得以诞生，如果说骨科学所涉及的各类工具在外科系统里是最为复杂、精细、金贵的，那么脊柱外科作为骨科的四级学科分类，则更为突出、繁复和精准。大型术中 CT 设备、神经功能监测仪、术中导航、手术机器人、各种复杂手术器械，已经是目前开展这一类手术的标配。经过这几十年的发展，脊柱侧弯矫形技术也已经从少数医生的无助尝试，到现在成为理念统一、全球共享的标准手术技术，是大多数的三甲医院都有开展的普遍治疗技术。随着神经功能监测技术的广泛应用，相关手术风险已经大为降低。

Q: 什么是生长棒技术？

脊柱侧弯的矫形，并不是简单"扶正"，而是要"扶正后坐稳"。简言之，最终实现融合，坚强的融合使得脊柱侧弯不会反复出现。实现骨性的融合，也就是意味着骨头的对应关系不会再发生改变。那么问题来了，对于早发性侧弯，也就是 10 岁之前出现的侧弯，同样的手术会出现"曲轴现象"，即骨骺生长潜能巨大，与内固定系统的坚强固定不允许生长出现了矛盾。因此，对于年龄较小的患儿，为了能够保留脊柱的生长潜能，允许胸廓的进一步发育，改善心肺功能，同时又能够有效控制脊柱侧弯的发展，改善脊柱的矢状位及冠状位平衡，提出了"生长棒技术"。该技术通过两端固定、中间不断延长为技术基础，实现上述目标。当然调整中间的固定棒长度需要每隔一段时间进行一次手术，这是该技术的不足。

Q: 针对孩子的脊柱侧弯什么时候需要佩戴支具？

主要是根据脊柱侧弯的角度，通常情况下，脊柱侧弯角度在25°～40°时需要佩戴支具进行矫正，而且每天佩戴支具的时间越长越好，最好每天佩戴时间要超过 22 小时，睡觉时也要戴，一直佩戴到孩子的骨骼成熟为止，佩戴支具的主要目的是防止脊柱侧弯进一步发展。

Q: 什么是"天线宝宝"？

"天线宝宝"是脊柱侧弯患儿的别称，他们在医院矫正脊柱侧弯的过程中需要佩戴头盆环进行脊柱侧弯的牵引矫正，在头部、骨盆分别被套上钢环，并用四根支撑杆连接固定。通过头盆环牵引，慢慢地矫正侧弯程度。这些孩子通过手术安装上"天线"一样的矫正器，大家亲昵地称之为"天线宝宝"。

Q: 轻度的脊柱侧弯，可否进行观察？

对于脊柱侧弯角度在20°以下的，可以认为是轻度的脊柱侧弯，可以每3～6个月定期复查和拍摄脊柱全长 X 线片定期检查，观察侧弯程度是否有进展。如果侧弯程度明显加重，则应该考虑佩戴支具或手术治疗。日常应注意养成正确的学习、生活和运动姿势，同时加强运动锻炼。

Q: 中医正骨治疗脊柱侧弯是否可靠？

中医正骨治疗仅对部分脊柱侧弯有效，如后天因为姿势不良造成的脊柱侧弯，通过正骨的手法可以缓解局部肌肉、筋膜的痉挛，改善局部血液循环，对这种侧弯有一定的改善效果，但作用有限，建议综合治疗，避免单纯采用中医正骨的手法。对于先天性的脊柱侧弯，如椎体发育不良、先天性半椎体造成的脊柱侧弯没有效果。先天的脊柱侧弯大多数需要进行手术治疗。

Q: 体育运动康复训练能否改善脊柱侧弯？

正确的体育运动康复训练对改善脊柱侧弯是有帮助的。科学的康复训练可有效增强躯干肌肌力及脊柱稳定性，平衡脊柱两侧的肌肉力量，同时，通过功能训练可在一定程度上牵引凹侧挛缩的肌肉和韧带，对维持和矫正脊柱正常生理曲线具有较好的促进作用。

Q: 预防脊柱侧弯，我们能做些什么？

首先加强中小学生的健康教育，让学生了解到脊柱发生侧弯的危害，引起中小学生的关注和重视，然后再引导他们采取正确的姿势。其次，加强对中小学生姿势的监测，在学校时，老师监督中小学生的姿势，提醒学生采取正确的学习和运动姿势。再次，家长加强对中小学生的身心发育监测，若生活中发现学生有不正确的体位姿势，多以关心的口吻与孩子沟通，不要直接指责孩子。保持合理饮食，在满足孩子身体发育的同时，控制孩子的体重，以免体重增加过快而加重脊柱的负担。最后，进行体育运动干预。研究表明，游泳、登山等运动不仅能够预防姿势性脊柱侧弯，且对姿势性脊柱侧弯具有较好的纠正作用。

Q: 学校的脊柱侧弯筛查，一定要重视

青少年脊柱侧弯越早发现，越早干预，疗效越好，但目前很多地区的人对青少年脊柱侧弯的认识不足，防控措施远远不够。广大青少年、学校老师和家长对脊柱侧弯缺乏警惕，忽视了不良生活习惯的危害，而且一些地区由于技术欠缺，学校缺少准确筛查的专业工具，缺少专业的医务人员，同时国内基层医院工作人员、校医及体育老师对此病认识不足，常常延误诊断，导致很多学生错过宝贵的黄金治疗时机。筛查工作可有效地早期发现脊柱侧弯畸形，明显降低手术率，从而减少脊柱侧弯对学生身心健康的影响及家庭社会经济负担。因此，一定要重视开展学校的脊柱侧弯筛查工作。

Q: 脊柱侧弯流行病学调查，孩子们的福音

开展全国儿童青少年脊柱侧弯流行病学调查，不仅能够在最大程度上掌握目前儿童青少年脊柱侧弯在全国的患病现状，明确侧弯发生的相关危险因素，为国家制定脊柱侧弯的防控策略提供指导，而且开展流调工作能够及时发现隐匿的有脊柱侧弯的孩子，并给予治疗建议，防止脊柱侧弯程度进一步加重。

刘海鹰教授是北京大学人民医院脊柱外科主任，同时也是北京海鹰脊柱健康公益基金会理事长和中华预防医学会脊柱疾病预防与控制专业委员会主任委员。作为医生和基金会理事长，刘海鹰教授在医院门诊和院外义诊时，见到大量脊柱侧弯的患者，尤其是重度贫穷患儿，给家庭和社会造成巨大负担，考虑免费救助，但是这些孩子太多，是救不过来的，考虑到预防的重要性和防治结合的社会意义，因此在2018年9月成立了中华预防医学会脊柱疾病预防与控制专业委员会，填补了中国脊柱疾病防控领域的空白，为获得全国儿童青少年脊柱侧弯患病率翔实数据，明确危险因素，提供具体诊疗方案，对脊柱侧弯患者形成闭环管理，并为国家提供更加可靠的数据支持，刘海鹰教授率领专委会、基金会、北京大学人民医院脊柱外科携手全国脊柱侧弯防控组专家，在儿童青少年脊柱侧弯防控和脊柱健康保障方面开展了大量工作，也积累了丰富经验。

2020年，专委会联合中国疾病预防控制中心慢病中心定于2021—2024年在我国31个省124个调查点面向12万中小学生开展"中国儿童青少年脊柱侧弯流行病学调查项目"，前期经过科学分层抽样和专家论证，未来3年内，该项目将逐步遍及全国31个省。在国家卫健委的批准下，专委会与北京大学儿童青少年卫生研究所，共同参与"全国学生常见病和健康影响因素监测——脊柱弯曲异常"防控工作，为全国250万中小学生的脊柱健康保驾护航。刘海鹰教授与首都体育学院体医融合创新中心主任、中华预防医学会体育运动与健康分会主任委员郭建军教授联手，拟将运动康复融入儿童青少年脊柱健康学习生活中，打造儿童青少年脊柱侧弯运动康复治疗和脊柱健康运动管理示范区。在面向全国开展脊柱侧弯流调的同时，团队针对青藏等欠发达地区着重发力。在中央统战部的指导和支持下，海鹰基金会正与中国西藏文化保护与发展协会一道，共同发起"高原脊柱健康"医疗公益活动，面向青藏高原开展筛查和青少年脊柱疾病预防活动。

▶▶▶ 第五章

脊柱微创手术，你了解多少

Q: 什么是微创，什么是开放？

微创手术顾名思义就是微小创伤的手术，尤其是指利用内镜进行的手术，手术切口小、创伤小、出血少、恢复快，但微创手术一般需要使用特殊器械，手术技术要求高，术中暴露范围有限，处理可能不彻底，适应证较开放手术窄。开放性的手术即传统的开刀手术，开放手术伤口大，住院时间长，恢复比较慢，但手术操作范围广，视野清楚，处理彻底。

Q: 面对疾病是无"微"不至，还是理性选择？

很多患者都希望选择微创手术进行治疗，选择微创手术，还是开放手术，一定要根据患者的具体病情做出选择。微创手术和开放手术各有优缺点，要严格把握手术的适应证。如果违背适应证，强行进行微创治疗，反而可能造成治疗失败，疾病复发，增加患者痛苦，影响后续治疗，因此要理性选择微创手术治疗。

Q: 精准治疗和个性化治疗，才是最好的"微创"

近年来微创手术不管是手术器械和工具还是手术技术和理念都发展到了一个新的阶段，微创手术的使用范围也是越来越广，但是毕竟存在着空间和工具的限制，每一种技术都有它的长处和不足，对于不同的患者，应该根据患者的特点来选择最佳的手术方式，比如，有些患者多个椎间盘病变，我们可以通过神经根阻滞治疗来判断哪个椎间盘是主要的原因，进行精准治疗；有的患者特别怕疼，我们可以选择全身麻醉（全麻）下的微创手术方案；而另外一些患者可以很好地配合，局部麻醉（局麻）下的微创手术就是最佳方案，不仅恢复快、住院时间短，而且花费少、安全性高。因此，治疗方案的选择需要结合患者的特点及医生自身的长处，个体化的微创治疗才是最好的微创。

Q: 脊柱微创手术可以解决哪些问题？

脊柱微创手术的范畴很广，包括了脊柱内镜手术、通道下手术，以及内镜或显微镜辅助手术，涉及单纯减压术及脊柱融合术。目前通常意义的微创手术一般是指内镜单纯减压手术。微创内镜手术目前可以治疗大多数的腰椎间盘突出症，对于轻中度的腰椎管狭窄症，也可以通过微创手术进行精准减压。神经根型的颈椎病，如果是椎间盘偏一侧的突出，可以从后路进行钥匙孔（keyhole）微创手术，置入通道，在内镜下减压后可以准确摘除突出的颈椎间盘，实现神经根彻底减压。脊髓中度受压的颈椎病还可以从前路通过微创进行椎间隙减压，同时能在内镜辅助下进行前路椎间融合器植入，完成前路椎间融合手术。对于部分胸椎管狭窄症、黄韧带骨化症或者单纯的胸椎间盘突出症，也可以在内镜下通过微创手术进行减压。

Q: 脊柱微创手术可以做哪些部位？

脊柱微创手术可以做腰椎、颈椎，甚至是胸椎。腰椎是最早开展微创手术的部位，腰椎最常见的病变是腰椎间盘突出症和腰椎管狭窄症，如果只是一侧下肢麻木疼痛，就可以通过微创手术来治疗。有一些神经根型的颈椎病，如果只是单侧上肢的麻木疼痛，核磁检查确诊颈椎间盘偏一侧突出，可以从后方做"钥匙孔"手术，经过很小的皮肤切口用内镜工具就可以摘除突出的椎间盘。另外还有一些比较局限的胸椎管狭窄症，包括胸椎间盘突出症及黄韧带骨化症，可以通过微创内镜手术实现局部彻底减压。

Q: 脊柱微创手术常见的手术入路？

脊柱微创手术包括的范畴很广，手术入路也有多种。对于颈椎手术来说，微创手术分为前方入路和后方入路，通常都是在全麻下完成。对于腰椎手术来说，微创内镜单纯减压手术通常分为后方入路、后外侧入路及极外侧或侧方入路，可以在全麻或局麻下完成；微创融合手术分为后方入路和侧方入路，通常都是在全麻下完成。胸椎微创手术分为后外侧入路和侧方胸腔镜辅助手术入路。

Q: 颈椎病患者也可以做微创手术吗？

颈椎病也可以做微创手术。如果是脊髓型颈椎病，临床表现常常是走路不稳、肢体麻木无力，核磁确诊单个椎间盘突出压迫脊髓，压迫程度为中度左右，可以从前方在内镜辅助下实现微创减压，在内镜下摘除椎间盘，处理上下椎体终板，通过通道放入融合器，完成前方入路的微创减压融合手术。如果是神经根型颈椎病，临床表现常常只是一侧上肢放射性疼痛及麻木，核磁确认单个椎间盘一侧突出压迫神经，可以从后方入路用内镜实现微创椎间盘摘除减压手术，由于创伤非常小，这类手术也被称为"钥匙孔"手术。

Q: 脊柱微创手术可能面临哪些风险？

脊柱微创手术目前已趋成熟，但是由于技术本身及工具的局限，还是会面临一些风险。首先，在穿刺定位放置工作通道的时候，由于目前导航设备并不普及，可能出现局部血肿、硬膜或神经损伤、腹腔脏器或血管损伤；另外，在镜下进行椎管减压神经松解及髓核摘除的过程中，可能出现神经根和硬膜囊的损伤，如果硬膜囊损伤，由于灌注水压较高，硬膜囊内压力升高，会出现类脊髓高压综合征，患者会有脊髓刺激症状，严重时会瘫痪，虽然发生概率非常低，但这是严重的并发症。手术后由于术中止血不彻底或者患者存在凝血功能异常，可能出现局部血肿形成，另外还会有术后感染的风险。术后如果患者过度活动或者由于手术中椎间盘摘除不彻底，就可能出现椎间盘再突出。以上这些都是微创手术可能面临的风险。

Q: 哪些患者不能进行脊柱微创手术？

脊柱微创手术适应证现在也是越来越广，以前相对禁忌的疾病现在也可以通过微创手术来解决，但还是有很多情况不适合做微创手术。一般来说，如果是多节段病变，并且都很严重的话，就不建议做微创手术。另外如果颈椎或腰椎存在严重不稳定，或者椎间盘重度突出合并狭窄且有严重的神经受压，比如，出现马尾神经受压的表现或者已经接近瘫痪了，那就不建议做微创手术，应该选择开放手术，尽快解除神经压迫。还有如果存在脊柱严重的节段不稳定，就需要做减压融合内固定的手术，而不能选择微创手术。如果脊柱存在严重的畸形，先天发育性或者后天病变导致解剖结构异常，也不适合做微创手术。

Q: 脊柱微创手术容易复发吗？

脊柱微创手术做完以后有复发的可能，但总体的复发率并不高。影响复发的因素很多，椎间盘本身退变的程度、手术减压是否彻底、术后康复的情况，另外不同的工作生活方式及运动锻炼的方式也会影响是否复发。如果手术减压彻底，椎间盘髓核摘除的量合适，术后患者如果能够减少重体力劳动，选择恰当的方式进行背部肌肉力量的锻炼，避免久坐或者长时间弯腰伏案工作，就能减少复发的概率。

Q: 脊柱微创手术常见的并发症有哪些？

脊柱微创手术虽然创伤比较小，但是也存在相应的一些并发症。术中可能出现脊柱周围脏器的损伤、神经根和硬膜囊的损伤、类脊髓高压综合征、术中出血，术后可能出现感染、局部血肿形成，症状缓解不彻底，若术后后期由于脊柱不稳定而出现疼痛、手术部位椎间盘再次突出、症状复发，需要再次手术。

Q: 什么时候可以进行腰椎微创手术？

腰椎的微创手术通常指的是内镜下或者通道下椎间盘髓核摘除手术。如果目前的主要症状是下肢疼痛或者麻木，并且是偏一侧的，没有严重的腰痛，行腰椎核磁检查确认只有一个椎间盘偏一侧突出，并且和有症状的下肢是同侧的，腰椎前屈后伸侧位 X 线片上没有看到腰椎有严重的滑脱或者不稳定，这种情况就比较适合做腰椎微创手术；或者患者目前主要是间歇性跛行，走路一段时间后出现一侧下肢麻木疼痛，没有腰痛，核磁或者 CT 检查确认偏一侧的中度椎管狭窄，X 线片检查没有发现腰椎不稳定，这种情况也可以考虑选择腰椎微创手术。

Q: 什么是经椎间孔封闭术？

经椎间孔封闭术也就是经椎间孔入路的腰椎神经阻滞术，常用药物为局麻药（如利多卡因、罗哌卡因）+ 激素（如倍他米松）+ 营养神经药物（如甲钴胺片）等，是常用的腰椎治疗和诊断手段。适应证：①坐骨神经痛、股神经痛、股外侧皮神经痛、急性腰肌损伤痛等；②腰椎间盘突出症等引起的根性神经痛等。禁忌证：①注射部位皮肤、软组织有感染者；②有严重心肺疾病者；③有严重出血倾向者。

Q: 腰椎椎间盘镜和椎间孔镜有何不同？

腰椎椎间盘镜和椎间孔镜都是脊柱外科常用的微创治疗方法，但又有所不同。

入路不同：椎间盘镜是通过后方的正中入路；而椎间孔镜可通过侧后方的椎间孔路入路和后方的椎板间入路。

损伤程度不同：椎间盘镜采用后方入路，需要将椎板打开一部分，再将神经分离出来，最后显露椎间盘并切除突出部分；椎间孔镜基本是经过人体正常的椎间孔或椎板间隙以分离神经根，切除突出的椎间盘，对骨质和解剖结构的破坏更小。

手术介质不同：椎间盘镜通过空气作为介质；而椎间孔镜以

水为介质以达到治疗目的。

Q: 在腰椎上打钉子，也能微创吗？

传统的脊柱手术方式为开放式减压及内固定，需广泛切开剥离椎旁肌，会在不同程度上损伤椎旁肌及脊神经后支，术后肌肉失神经营养、粘连及瘢痕化是腰部无力和疼痛的主要原因。微创经皮穿刺椎弓根螺钉内固定技术具有术中出血少、肌肉及软组织剥离少，以及术后疼痛轻、恢复快、瘢痕小、住院时间短等优势，同时保留了内固定手术复位满意和坚强固定的优势，患者能及早下床和恢复康复训练（图 5-1）。适用于胸腰椎创伤性骨折及退行性疾病等的手术治疗。

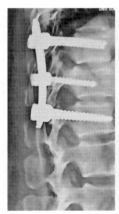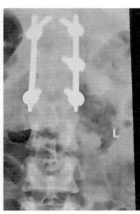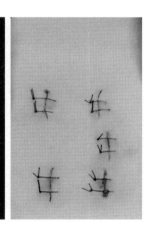

图 5-1　微创经皮穿刺椎弓根螺钉内固定技术

Q: 机器人导航脊柱微创技术的应用

智能、精准及微创已成为脊柱外科手术技术的重要发展方向，机器人导航脊柱微创技术应运而生，该技术成为医生身体的延伸，增添了"透视眼""稳定手"，进一步提高手术的准确性和安全性。机器人与三维 C 形臂配合，基于 3D 影像数据，利用软件引导医生进行手术规划，辅助评估并及时调整手术路径设计，机械臂准确运动到规划位置，借助导向套筒，提供稳定的导针置入路径。机器人导航脊柱微创技术以实现精准、微创手术为首要目标，通过手术机器人准确定位尽量减小患者损伤，降低神经损伤风险，提高手术操作的准确度和安全性。

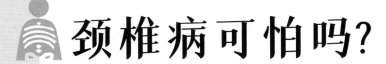

▶▶▶ 第六章

颈椎病可怕吗?

Q: 什么是颈椎病？

颈椎病是指颈椎间盘退行性变及其继发性椎间关节退行性变所导致的神经根、脊髓、血管等结构受压而表现出的一系列临床症状和体征。根据受压的解剖结构和临床症状的不同，可分为神经根型、脊髓型、椎动脉型和交感神经型颈椎病。

Q: 颈椎病能够引起哪些症状？

神经根型颈椎病：颈肩部疼痛，伴有上肢放射性疼痛或麻木，姿势不当时可发生放电样锐痛。

脊髓型颈椎病：下肢发僵无力，有脚踩棉花感，上肢麻木，拿筷子、系扣子等精细活动受限，有胸部束带感，后期可出现大小便障碍。

椎动脉型颈椎病：发作性眩晕，头颈处于某一特定位置时可发生无力猝倒。

交感神经型颈椎病：相关交感神经症状复杂。

Q: 颈肩痛是颈椎病吗？

颈肩痛可能是颈椎病。颈肩痛就是以脖子和肩膀疼为主要表现的一组临床综合征，其病因除了颈椎病，还有其他疾病，如肩周炎、胸廓出口综合征、冠心病等。颈肩痛患者往往都有一个共同点，就是长时间保持一个姿势，颈部肌肉的负荷超出生理限度，引发无菌性炎症，炎性物质堆积在肌肉筋膜继发水肿，相关疼痛因子刺激神经末梢，从而产生疼痛。

Q: 什么是颈椎生理曲度变直?

颈椎都有向前的生理弧度，颈椎生理曲度变直是颈椎病患者在拍 X 线片检查之后的具体表现。颈椎生理曲度的存在能增加颈椎弹性，减轻和缓冲重力的震荡，防止对大脑和脊髓的损伤。由于长期坐姿、睡姿不良和椎间盘髓核脱水退变时，颈椎前凸可逐渐消失，甚至可变直或呈反弓后凸，成为颈椎病 X 线上较为重要的诊断证据（图 6-1）。颈椎都有向前的生理弧度，如果弧度没有生理曲度、已经变直，会引起颈椎的不舒服、疼痛，甚至是头晕、恶心等相关症状。可以根据症状的特点选择相应的治疗方法，包括口服或外用消炎止疼药及针灸、按摩、理疗、牵引等，缓解颈椎周围肌肉紧张，尽量恢复颈椎的生理曲度，时间长了相关症状会逐渐消失。要注意颈椎的保养，避免长时间低头伏案，多做仰头的运动，比如游泳、打羽毛球、平板支撑等。

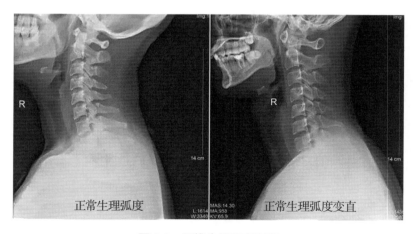

图 6-1　颈椎生理弧度变直

Q: "低头族"可能会面临什么问题?

手机已经成为人们在生活中必不可少的物品,无论在何时、何地,我们都能看到有人低着头玩手机,这些人被戏称为"低头族",长期这样会对身体造成较大损害,首先就是颈椎受损。颈椎受损是长时间低头玩手机所造成的必然结果,因为长期低着头对颈椎造成过度负担,颈部肌肉韧带会产生炎症导致疼痛,久而久之甚至会引发颈椎病,再就是视力受损、发生意外等问题。

Q: 如何预防颈椎生理曲度变直甚至反弓?

正常颈椎有生理性前凸,生理性前凸可以很好地保证颈椎活动度和生理功能。如果长时间伏案工作及姿势不良,可以导致颈椎生理性前凸消失,甚至向后凸出变成后凸,称为颈椎生理曲度变直甚至反弓。预防方法如下:首先,养成良好的生活习惯,学习及使用电子设备要时间合理并保持正确姿势;其次,要注意适当用枕,枕头不宜过高,要高度适宜、软硬适中;再次,长期伏案工作者应注意间断休息,并做颈部的自我保健运动,包括颈椎的前屈、后伸、左右旋转等。同时还需要进行体育锻炼,如羽毛球、游泳、平板支撑等,可以很好地预防和治疗颈椎曲度变直及反弓。

Q: 如何诊断颈椎病?

颈椎病的诊断和骨科大部分的疾病相同,基本上就是要靠病史、体格检查及影像资料综合起来进行一个判断。当然颈椎病有很多种类型,不同类型的诊断要点又不一样。

（1）比如说最简单的颈型颈椎病。颈型颈椎病患者会出现脖子难受，在伏案工作之后，脖子僵硬、疼痛、不舒服，偶尔会出现肩膀及头疼。这种情况结合患者的 X 线片就能进行诊断，相应的患者会出现颈椎的曲度变直，没有其他问题，比如，没有畸形、没有椎间隙变窄，一般是年轻人多发。

（2）椎动脉型颈椎病，患者一般会出现头晕，甚至头疼，严重的时候会恶心，有轻微的想吐的感觉。这种情况医生结合核磁或者椎动脉造影表现来看，通常该类型患者极为少见。

（3）神经根型颈椎病，颈椎间盘突出压迫了一侧的神经根，患者会出现一侧上肢的麻木、疼痛，活动不灵活，甚至肩膀疼痛，结合患者的 CT 或者核磁，可以看到相应的神经根有椎间盘的受压，基本可以确诊。

（4）脊髓型颈椎病，患者会出现双上肢麻木、双下肢无力、胸腹部束带感、脚底踩棉花的感觉，上下楼梯的时候有踩不实的感觉。这种情况如果能结合核磁共振，看到脊髓明显受压，甚至髓内信号改变，基本诊断就成立了。

可以记住如下口诀：①脊髓型颈椎病：下肢先紧麻、走路如踩花、胸腹如束带、手麻握力差、反射均亢进、病理征有两（Hoffmann 和 Babinski 征）；②神经根型颈椎病：颈臂疼、睡不成、咳嗽、喷嚏能加重，颈手活动差，压头臂丛要牵拉，感觉、反射要检查；③椎动脉型颈椎病：头痛、头晕易猝倒，肢体疼麻神智清、恶心、呕吐也常见，耳鸣、视物也不清，动脉造影诊断明。

Q: 颈肩痛怎么治疗？

颈肩痛主要采取保守治疗，具体的治疗方法和引起颈肩痛的原因有关。如果颈肩疼痛是颈肩部无菌性炎症引起的，如颈肩筋膜炎，主要是注意休息，疼痛明显时，可在医生指导下服用非甾体抗炎镇痛药，如布洛芬缓释胶囊等，并配合局部热敷、理疗等改善症状。最常进行局部的热敷，每天热敷三次，每次热敷半小时以上效果是最好的。可以外用一些活血化瘀、舒筋通络、祛风散寒的膏药，也可以内服一些活血化瘀、舒筋通络的中成药物。患者可以每天进行适当的体育锻炼，适当的锻炼可以增强体质、增强抵抗力和免疫力，也是可以促进疾病恢复的。此外，应该养成良好的作息规律，每天早睡早起，多注意休息，保证睡眠充足、避免局部受凉也是十分有必要的。如果颈肩部疼痛是颈椎病引起的，一般需要采取按摩、理疗、牵引等方法，并注意避免长时间保持一个姿势。如果颈肩部疼痛是肩关节结核或肩关节肿瘤引起的，可能需要采取抗结核治疗或手术切除治疗，而这种可能性较小。

Q: 颈椎病需要手术吗？

颈椎病不一定要手术治疗，特别是发病之后，没有出现明显神经根、脊髓受压的患者，不会出现明显肢体疼痛、麻木的症状，通过注意休息、保暖、纠正不良生活习惯，如避免长时间低头、避免熬夜，再配合理疗、药物治疗等保守治疗方法，大多症状可逐渐改善，后期只要注意加强颈部肌肉的锻炼即可。颈椎病大多可采取保守治疗的方式，但如果经保守治疗6个月仍然无效，且对日常的工作与生活产生严重影响者，或因神经根受到刺激、压迫而出现剧烈的疼痛，且经保守治疗无效者，都可以选择手术治疗。还有一些患者因颈椎病而出现上肢肌肉无力，甚至出现肌肉萎缩，也应积极进行手术治疗，一旦诊断为脊髓型颈椎病，需要尽快进行手术。颈椎病手术较为复杂，有一定的风险，应严格掌握手术指征。因此，颈椎病手术指征可以高度概括为脊髓型颈椎病或保守治疗无效的其他类型的颈椎病。对于做手术，请记住：神经根型颈椎病尽量晚做，脊髓型颈椎病尽量早做，颈型颈椎病尽量不做，其他类型颈椎病（椎动脉型、交感神经型）需到其他相关科室排查。

Q: 颈椎保健操怎么做？

◆颈部前屈

准备姿势：坐直或者站直，目视前方。头颈部摆正不要倾斜，下巴内收。

活动要领：头部向前弯曲并保持，感受颈部后侧的牵伸感，维持 10 秒后，摆正头部。重复这个动作，10 次一组，一天完成 3 组。

◆颈部后缩伸展

准备姿势：坐直或者站直，目视前方。头颈部摆正不要倾斜，下巴内收。

活动要领：向后收紧下巴，然后将头部尽可能向后伸展，面部朝上看向天花板。维持 10 秒，然后回归原位放松下巴。也可以在维持向后伸展的过程中，轻微左右摆动头部，可以进一步增加后伸角度。重复这个动作，10次一组，一天完成3组。

◆颈部侧屈牵伸

准备姿势：将头部保持正直，目视正前方。

活动要领：将头部歪向一侧，尝试让你的耳朵靠近你的肩膀。保持这个姿势10秒之后，歪向另一侧继续保持10秒。最后回归原位。一组左右各10次，每次保持10秒，一天做3组。

◆颈部旋转牵伸

准备姿势：将头部保持正直，两眼水平目视前方。

活动要领：将面部转向一侧，确保视线始终在水平位置，感受颈部侧面的牵伸感。维持这个动作10秒，然后转向另外一侧，相同的要求继续保持10秒。最后回归原位。一组左右各10次，每次保持10秒，一天做3组。

◆手臂加压牵伸颈后部

准备姿势：头部向前弯曲，靠近胸部。

活动要领：双手十指紧扣抱在头部后侧，通过手部施加压力，让头部进一步向下。可以更加明显地感受到颈部后侧的牵伸感。维持这个动作10秒后，回归头部正直位放松。一组左右各10次，每次保持10秒，一天做3组。

◆麦肯基耸肩调整呼吸法

准备姿势：将头部保持正直，两眼水平目视前方。

活动要领：慢慢吸气，同时尽可能让肩膀靠近耳朵。屏住呼吸10秒，然后慢慢呼气，肩膀同时放下。回到起始位置，再次吸气。一组重复10次，每天3组。

Q: 手法按摩治疗颈椎病是否科学？

颈椎病的治疗方法分手术和非手术两种，非手术治疗包括药物的内服或外贴、静脉滴注、颈椎牵引、针灸理疗、手法按摩等。其中，手法按摩及牵引最为大众接受又简便有效。按摩及牵引对颈椎病是一种相对有效的治疗措施，其对颈椎病的治疗作用为：①疏通脉络，止痛止麻；②加宽椎间隙，扩大椎间孔，解除神经压迫；③松解神经根及软组织的粘连，缓解症状；④缓解肌肉紧张，恢复颈椎活动。颈椎病是常见病、多发病，症状复杂多变，根据症状的不同，颈椎按摩也要"因病而施"。

但是，颈部是大脑与四肢躯干连接的唯一通道，里边有非常重要的组织结构，倘若胡乱折腾就会"上下失去联络"，严重的会导致瘫痪，甚至死亡，所以一定要避免暴力操作。以下情况的颈椎病患者禁止手法按摩：脊髓型颈椎病；有明显的颈椎节段性不稳定；颈椎病伴有发育性颈椎椎管狭窄；强直性脊柱炎；颈椎结核、肿瘤；颈椎病伴有骨折、严重老年性骨质疏松症；颈椎病伴有急性传染病、急性化脓性炎症、皮肤病等。

Q: 颈椎病最常见的手术方式有哪些？

颈椎病的手术方法包括以下几种类型。

前路手术：前路手术主要是指可以通过前方，比如，通过咽喉部位避开气管和食管及重要的血管神经，到达颈椎的前部，在颈椎前部采取椎体切除或者椎间盘切除，同时可采用耻骨加上内固定的治疗方式，主要是达到去除压迫的目的。适用于颈椎间盘突出压迫节段不多的脊髓型颈椎病。首先要充分减压，然后要进行有效的融合和固定，包括前路椎间盘切除、植骨融合内固定术和人工颈椎间盘置换术。

后路手术：后路手术方式主要是把颈椎后侧的椎板切除或者是撑开，通过开窗之后能够避开脊髓和神经，到达脊髓和神经的前方，将压迫的椎间盘进行切除。主要目的是稳定颈椎、消除脊髓压迫。后路椎管成形手术基本目的是通过椎板减压，间接解除对脊髓的压迫，适用于发育性颈椎管狭窄、压迫节段超过两节的脊髓型颈椎病和后纵韧带骨化。

前后路联合手术：此外，现在由于颈椎微创技术的发展，可用显微内镜椎间孔切开术、颈椎前路椎间孔切除术等。当然，选择颈椎手术要严格把握手术的适应证，症状严重的患者，以及经保守治疗无效、神经根与脊髓压迫症状逐渐加重或反复发作的患者，方可采用手术治疗。

Q: 报告上说的颈椎间盘压迫硬膜囊严重吗？

颈椎间盘单纯压迫硬膜囊的话，一般是不严重的，压迫硬膜囊和压迫脊髓是两个不同的概念，后者更严重。很多患者颈椎核磁都存在颈椎间盘压迫硬膜囊，但是不会引起临床症状。椎间盘突出而硬膜囊受压的话，要根据不同情况需要采取不同的处理措施。

（1）首先要观察患者的临床症状，有些患者往往在影像学上的表现比较重，但是临床症状非常轻微，有些甚至完全没有症状。像这种情况可以不做特殊干预。

（2）如果患者的临床症状比较典型，或者比较重，首选保守治疗。在此基础上要辅助使用消炎、消肿、止痛、缓解肌肉痉挛、营养神经的药物进行治疗。

（3）如果硬膜囊受压合并脊髓受压并引起临床症状，可能需要进行手术治疗。通过直接或者间接解除椎间盘的压迫，缓解临床症状。

Q: 颈椎项韧带钙化和后纵韧带骨化是一回事吗？

后纵韧带骨化从字面上简单理解，就是原来坚韧的韧带组织病变为坚硬的骨头组织，即为骨化。在亚洲，尤其是日本该病最为常见，且多发于颈椎，是引起颈椎病的致病基础之一。由于后纵韧带骨化组织的出现，脊髓受到了由前向后的直接压迫，导致脊髓前方压缩变形，进而引起运动和感觉神经损伤、坏死。患者早期可不出现任何临床症状。当骨化块增厚增宽到一定程度引起颈椎椎管狭窄时，或是遇有外伤时，对神经组织的压迫超过其耐受的临界值后，神经功能会急转直下，可能出现脊髓坏死加重或脊髓软化病变。

而项韧带钙化比后纵韧带骨化轻得多。所谓的项韧带钙化是项韧带退化的一种表现，主要与项韧带反复受到牵拉有关，从而引起了颈椎棘突后方项韧带松弛度明显减弱且僵硬的情况，就会导致颈后部有明显的疼痛，特别是在颈部活动时会感觉到明显的颈部发皱、僵硬，一般不需要处理或保守治疗就可以。

Q: 下肢走路不稳，可能是颈椎的问题吗？

下肢走路不稳，不是腰椎疾病而可能是颈椎病在作祟。临床上有不少患者出现下肢没劲，走路不稳，有时甚至脚一软差点儿摔跤。患者往往考虑是不是患有关节炎或是脑梗死，可到医院做了脑部 CT 和关节 X 线检查后，却没发现什么问题。患者很不理解：脖子又不疼，手也不麻，怎么会是颈椎病呢?

　　这种颈椎病在医学上称为脊髓型颈椎病。脊髓型颈椎病患者往往没有明显的颈部疼痛、僵硬病史，有部分患者也没有上肢麻木、无力的症状。此型颈椎病主要表现为下肢无力、步态不稳，患者走路时感觉脚步不踏实，有踩棉花样感；部分患者甚至有胸腹部捆绑感。磁共振检查发现颈椎间盘中央型突出，直接压迫脊髓，导致脊髓的上传下达功能受限，大脑指挥下肢运动不像正常人那么灵敏了。病情严重的患者可以出现下肢肌萎缩，类似瘫痪的症状。出现下肢无力、步态不稳要考虑是否罹患脊髓型颈椎病。脊髓型颈椎病的治疗宜早不宜迟。脊髓是很娇嫩的组织，对缺血的耐受能力极差。脊髓长时间受压导致脊髓因缺血软化、坏死，而脊髓坏死后不具备再生功能，因此一旦脊髓坏死，即使手术去除脊髓压迫，坏死脊髓的功能也无法再恢复正常了。

Q: 预防颈椎病，可以进行哪些活动?

　　预防颈椎病常见的运动主要有如下几种。

　　（1）一些持续的有氧锻炼，比如，建议患者可以进行持续平路慢跑或者游泳这样的锻炼，此类锻炼通过持续的运动可以使患者有效脱离坐立低头的环境，并可以加速颈部、大脑的血液循环，从而缓解颈椎病的相关症状。

　　（2）一些拉伸类的锻炼，如瑜伽，此类锻炼可以使颈椎周围的肌肉、肌腱获得有效拉伸，并且使颈椎恢复生理曲度，继而防治颈椎病。

（3）一些需要经常仰起头部的活动，比如，患者可以练习打羽毛球、打篮球、打排球这样的活动。在此过程中，患者需要经常活动颈部，可以起到一定的防治颈椎病的作用。

（4）一些综合的体操锻炼，比如，患者可以练习颈椎的米字操或者是五禽戏、八段锦之类的活动。

▶▶▶ 第七章

关于腰椎滑脱，
你了解多少

Q: 什么是腰椎滑脱症？

人类正常腰椎排列整齐，椎体前后缘位于同一曲度上，多种原因导致相邻两个椎体发生向前或向后相对位移，这种现象叫腰椎滑脱；因为腰椎滑脱而产生腰痛、下肢放射性疼痛和间歇性跛行称为腰椎滑脱症。

Q: 腰椎滑脱有哪些分类？

根据发生滑脱的原因，分为椎弓发育不良性、椎弓峡部裂性、退行性、创伤性、病理性和医源性滑脱。临床上以退变性腰椎滑脱和椎弓峡部裂性滑脱多见：①退变性腰椎滑脱，主要由于年龄的增长，由椎间盘退变、椎间隙变窄引起，出现腰椎间盘突出症或者腰椎管狭窄症表现；②腰椎椎弓峡部裂并腰椎滑脱，由于椎弓上、下关节突之间峡部出现裂隙或者骨折，后部阻挡作用消失，椎体向前滑移，而椎板、棘突等结构维持原位。

Q: 腰椎滑脱需要如何治疗？

并不是每一个腰椎滑脱患者都需要治疗，有相当一部分峡部裂及轻度滑脱患者并无症状，不需要治疗。对于 X 线片阳性并只有轻微腰痛者可行非手术治疗，包括卧床休息、佩戴腰围或支具、理疗、功能锻炼、药物治疗（包括使用止疼药、门诊封闭治疗）等，尤其是儿童与青少年单纯性椎弓峡部裂，保守治疗可取得良好疗效。但经非手术治疗后，原有腰背痛或下腰痛无缓解、临床诊断腰椎滑脱严重，出现马尾神经受压症状或伴有间歇性跛行及下肢放射痛时可以考虑手术治疗。

Q: **腰椎滑脱也会合并腰椎管狭窄是真的吗？**

是的，腰椎滑脱可导致椎管的矢状径减小。此外，滑脱发生后，椎体间可出现骨赘形成、关节突增生、韧带肥厚骨化等再稳定机制，且滑脱常伴发椎间盘的膨出或突出，这些因素最终都可能导致腰椎管狭窄，进而出现神经压迫的临床表现。腰椎滑脱症病情进展到一定程度时，可导致神经根在受压或因滑脱节段的移位产生相应节段的神经根牵拉，从而产生下肢放射痛的症状。

Q: **如何预防骨质疏松性椎体压缩骨折？**

（1）运动：运动可提高绝经前及绝经后女性的骨密度，可能也有益于男性。根据自己的身体条件来选择合适的运动，运动可以为中老年椎体骨折患者减少镇痛药物的使用并改善生存质量，比如，拉伸运动可缓解疼痛并预防脊柱后凸。

（2）规范的抗骨质疏松治疗：治疗骨质疏松，单纯吃钙片还不足够。需进行规范的治疗，如钙剂＋维生素 D、降钙素、双膦酸盐类、人工合成甲状旁腺素等。

（3）改变生活方式至关重要：预防骨质疏松，应均衡饮食，食用富含蛋白质及钙质的食物很重要。此外还需戒烟酒，少喝咖啡、浓茶等，因为吸烟是骨质疏松的危险因素；老年人酗酒会增加跌倒风险，同时应谨慎易导致骨折的冒险行为，如剧烈地跳或者蹦等，也要避免久坐不动、体重过低等不良的生活习惯或危险因素。

Q: 退变性腰椎滑脱有哪些分型?

常用 Meyerding 法进行分度，将下位椎体上缘分为 4 等份，根据滑脱椎体相对于下位椎体向前滑移的程度分为Ⅰ～Ⅳ度。

Ⅰ度：指椎体向前滑移不超过下位椎体上缘的 1/4 者；Ⅱ度：超过 1/4，但不超过 2/4 者；Ⅲ度：超过 2/4，但不超过 3/4 者；Ⅳ度：超过椎体矢状径的 3/4 者。

Q: 什么是先天性峡部裂?

先天性峡部裂是儿童和青少年腰骶椎发育异常而导致的一类疾病，主要表现包括椎体向前滑移、关节突结构异常、关节突间的峡部裂，严重者可见 L_5 椎体和骶骨的形态异常及腰骶部后凸畸形，通常可导致峡部断裂节段椎间盘退变的加速。峡部发生断裂后，受累脊柱运动节段的骨性阻挡机制发生破坏，最终导致椎体滑脱。

Q: 腰椎滑脱为什么会引起腰痛?

退变性腰椎滑脱会引起下腰痛，即腰痛与姿势和活动有关。腰痛由椎间盘退变和髓核的水分减少，引起椎体终板的应力分布异常所致。站立或行走时疼痛，卧床休息时缓解。疼痛来源于退变的椎间盘，也可能由退变的椎间小关节引起。两者有不同的特点，前者向前弯腰时加重，患者在弯腰过程中，可突然出现剧烈腰痛，常采取类似爬山样的姿势，将手放在膝部或大腿前方以支撑体重。而后方小关节退变引起的腰痛是在直立伸腰或旋转腰部时加重，这主要与椎旁肌痉挛有关，对小关节封闭治疗可缓解疼痛。

Q: 腰椎滑脱手术可以进行微创吗？

近年来，由于脊柱外科新技术得到不断发展，微创脊柱外科也获得了长足的进步。其中具有一定代表性的手术主要包括：①腹腔镜下腰椎滑脱前路手术；②经皮腰椎体间融合术；③内镜下腰椎滑脱后路手术等。

Q: 预防腰椎滑脱，平时需要注意什么？

退变性腰椎滑脱主要由于年龄的增长，由椎间盘退变、椎间隙变窄引起。因此，预防腰椎滑脱：①要有良好的生活习惯，避免久坐，减轻体重，少做弯腰、蹲起等动作，减轻腰椎小关节的过度劳损和退变；②常进行脊柱稳定性锻炼，通过加强肌肉动态控制，维持脊柱的中立位，减低脊柱受到的机械性压力。一种就是飞燕动作，这个动作需要患者保持俯卧位，两个上肢呈外展状，抬头、抬胸，上肢离开床面，同时双下肢伸直并向后抬起呈飞燕状；还有一个动作就是挺腰动作，首先患者需要仰卧、双膝屈曲，然后将双脚踩于床面上，吸气的时候要挺胸、挺腰，让臀部离开床面，呼气时复原。

▶▶▶ 第八章

脊柱骨折和脊柱
后凸畸形

Q: 脊柱骨折是如何发生的？

脊柱骨折是骨科常见创伤。其发生率占骨折的 5% ~ 6%，以胸腰段骨折发生率最高，其次为颈、腰椎，胸椎最少，可并发脊髓或马尾神经损伤。脊柱骨折多见男性青壮年。多由间接外力引起，为由高处跌落时臀部或足着地、冲击性外力向上传至胸腰段而发生骨折；少数由直接外力引起，如房子倒塌压伤、汽车压撞伤或火器伤。病情严重者可致截瘫，甚至危及生命；治疗不当的单纯压缩骨折，亦可遗留慢性腰痛。

患者有明显的外伤史，如车祸、高处坠落、躯干部挤压等。检查时脊柱可有畸形，脊柱棘突骨折可见皮下淤血。伤处局部疼痛，如颈痛、胸背痛、腰痛或下肢痛。棘突有明显浅压痛，背部肌肉痉挛，骨折部有压痛和叩击痛。颈椎骨折时，屈伸运动或颈部回旋运动受限。胸椎骨折时躯干活动受限，合并肋骨骨折时可出现呼吸受限。腰椎骨折时腰部有明显压痛，屈伸下肢感腰痛。常合并脊髓损伤，可有不全或完全瘫痪的表现，如感觉、运动功能丧失及大小便障碍等。

此外还有病理性骨折，即脊柱椎体本身存在肿瘤、结核或感染等疾病，遭受轻微外伤即可发生骨折。对于老年人，相对常见的为骨质疏松性椎体压缩骨折。

Q: 脊柱骨折目前常见的部位和治疗？

◆ 上颈椎损伤

（1）寰椎前后弓双骨折（Jefferson 骨折）是头部垂直暴力使枕骨髁撞击寰椎导致寰椎侧块和前、后弓交界处发生骨折，患者仅有颈部疼痛。治疗主要是 Halo 架固定 12 周和颅骨牵引。

（2）寰枢椎脱位，寰枢椎无骨折，但韧带断裂导致枢椎齿突和寰椎前弓间发生脱位，可压迫脊髓。治疗主要是牵引下复位和寰枢椎融合术。

（3）齿突骨折可分为 I 型（齿突尖撕脱性骨折）、II 型（齿突基底部和枢椎体交界处骨折）；III 型（齿突骨折延伸至枢椎体部）。非手术治疗适用于 I 型、III 型、无移位的 II 型，用 Halo 架固定 6～8 周（III 型延长至 12 周）。手术治疗主要适用于移位大于 4 mm 的 II 型骨折。

（4）枢椎椎弓骨折（绞刑者骨折/枢椎创伤性滑脱）虽然不压迫脊髓，但有颈项痛。无移位者主要是依靠牵引或者 Halo 架固定 12 周；有移位者为牵引、内固定和植骨融合等治疗。

◆下颈椎损伤

（1）屈曲压缩性骨折非手术治疗适用于 I 度，主要是颈部支具固定 8～12 周；手术治疗适用于 II 度以上，主要是骨折椎体切除术、内固定及植骨融合术。

（2）爆裂性骨折依靠手术治疗；注意有无脊髓损伤。

（3）关节突关节脱位需手术治疗；注意有无合并椎间盘突出。

（4）颈椎后结构骨折外固定 8～12 周。

（5）颈椎过伸性损伤且有明显移位时需手术治疗。

◆胸腰椎损伤

（1）压缩性骨折非手术治疗适用于前柱压缩 I 度、脊柱后凸成角小于 30° 的患者，主要是卧床、加强腰背肌功能锻炼；手术治疗适用于脊柱压缩近 II/III 度、脊柱后凸成角大于 30°、有神经症状的患者，主要是复位、减压、固定和植骨融合术。

（2）爆裂性骨折非手术治疗适用于脊柱后凸成角较小、椎管受累小于30%、无神经症状的患者，主要是卧床2个月左右；手术治疗适用于脊柱后凸明显、椎管受累大于30%、有神经症状的患者，主要是复位、减压、固定和植骨融合术。

（3）Chance骨折过伸位外固定3～4个月；伴明显脊柱韧带/椎间盘损伤时行手术治疗。

（4）骨折脱位多合并脊髓损伤，需手术治疗。

（5）附件骨折者卧床休息即可。

Q: 什么是骨质疏松性椎体压缩骨折（OVCF）?

随着中国老龄化的加剧，我国老年人口逐年增加，目前60周岁以上老年人已达2.1亿人，几乎每家都有几个"老寿星"。老年性腰背部急性疼痛往往是由胸腰椎所致，大家应当提高警惕，此时正确进行相应治疗，避免或减少后遗症及并发症的出现显得尤为重要。

什么是骨质疏松性椎体压缩骨折（OVCF）? OVCF是骨质疏松症的严重后果，由于骨量减低、骨强度下降、骨脆性增加，日常活动中轻微损伤即可造成脆性骨折。本病多发于老年、绝经后妇女。OVCF后骨愈合过程减缓，外科治疗的难度大，临床疗效降低，而且再次发生的风险大。患者的生活质量明显受到影响，并有较高的致残率及致死率。OVCF的临床表现复杂多样，既可包含一般表现，有时也可呈现出根性放射痛等特殊表现，需与脊柱退行性疾病鉴别。OVCF的严重程度及缺的时期不同，会有不同的临床表现。

Q: OVCF 会带来哪些风险?

（1）腰背痛是最主要的临床表现，是患者就诊的主要原因。并常表现出沿骨折部位神经走行的放射痛，如胸椎、背部疼痛沿肋间神经放射，腰椎疼痛可向腹前区放射，或沿着股神经或坐骨神经放射。

（2）后凸畸形，脊柱矢状面失平衡，部分患者发生后无明显疼痛不适，或经早期卧床及自服止痛药物治疗后疼痛减轻，仍能从事日常工作而未诊治。由于患者早期未制动，常导致椎体继续压缩变扁，愈合差，发生进展性脊柱后凸畸形。

（3）腰背部的慢性疼痛及身高下降，背部肌肉痉挛和抽搐。部分患者由于骨折部位疼痛，患者长期保持疼痛最轻的体位，背部肌肉长时间痉挛，翻身或屈伸疼痛加重时，可发生抽搐。大部分患者出现骨折部位棘旁疼痛和压痛，部分患者骨折部位疼痛，压痛不明显，表现为骨折部位以下棘旁疼痛及压痛，如胸腰段椎体压缩表现为下腰痛，患者由于腰背部疼痛，下腰段肌肉长时间痉挛，肌肉疲劳，引起远离骨折部位的疼痛及压痛等。

（4）其他表现：如肺活量减少，呼吸功能障碍，腹部受压致食欲减退，腰椎前凸增大致椎管狭窄、腰椎滑脱等，健康状况恶化，失眠和抑郁症等。

Q: OVCF 需要如何治疗和预防?

针对 OVCF，需坚持阶梯治疗，从简单到复杂，视患者的骨密度、症状表现及全身情况来做出综合选择。对于 OVCF 首选保守治疗，对症止痛、缓解症状，同时卧床休息。在病情初步稳定之后，可以戴一个支具，一般在急性期和亚急性期疼痛时使用支具治疗，但不能超出这段时间，因为长期使用支具可能导致核心肌群萎缩。在这期间，有相当一部分患者通过 3 ～ 4 周的保守治疗，骨折可愈合，疼痛消失。少部分患者保守治疗愈合不佳，此时可选择微创手术，即往塌陷的椎体里注射骨黏合剂（俗称骨水泥），让椎体成型，缓解疼痛。

Q: 如何判断脊柱骨质疏松?

根据 WHO 的定义，骨质疏松是一种全身性骨病：骨量减少和骨的微结构破坏，使骨的脆性增加，易发生骨折。WHO 专家组根据白种人绝经后妇女骨密度测量数据制定了骨质疏松骨密度定义：通过 T 值代表骨质疏松的程度，其中 T 值介于 –1 ～ –2.5 为骨量减少，T 值小于 –2.5 为骨质疏松。

骨质疏松症的风险评估可以通过 IOF 骨质疏松风险一分钟测试题、亚洲人骨质疏松自我筛查工具（OSTA）、骨折风险预测工具（FRAX®）和跌倒及其危险因素进行综合判断。胸腰椎 X 线侧位影像诊断是判定骨质疏松性椎体压缩骨折首选的检查方法，摄片范围包括 T_4 ～ L_1 椎体和 T_{12} ～ L_5 椎体。最常用的为双能 X 线骨吸收（DXA），此外还有基于胸腰椎侧位 X 线影像并采用 Genant 目视半定量测定方法。骨质疏松症的诊断标准（符合任一条）：①髋部或椎体脆性骨折；② DXA 测定中轴骨骨密度或桡骨远端 1/3 骨密度的 T 值 ≤ –2.5；③骨密度测量符合骨量减少（-2.5＜T值＜-1.0）+肱骨近端、骨盆或前臂远端发生的脆性骨折。

Q: 老年人如何改善骨质疏松？

主要分为如下方法：基础措施、使用抗骨质疏松症药物、使用抗骨质疏松药物临床关注问题、中医中药治疗、康复治疗、骨质疏松症防治监测和分级诊疗。具有骨质疏松危险因素者要防止或延缓发展为骨质疏松症，避免发生第一次骨折（一级预防）；已有骨质疏松症或脆性骨折者，避免发生骨折/再次骨折（二级预防）。

（1）基础治疗包括调整生活方式和应用骨健康基本补充剂：调整生活方式包括充足日照、加强营养、均衡膳食、规律运动、戒烟、限酒、避免过量饮用咖啡、避免过量饮用碳酸饮料、尽量避免/少用影响骨代谢药物等；骨健康基本补充剂为钙剂和维生素，不推荐使用活性维生素D纠正维生素D缺乏，不建议进行1年单次较大剂量普通维生素D的补充。

（2）抗骨质疏松症的药物：主要适用于发生椎体脆性骨折（临床有或无症状）或髋部脆性骨折者。药物包括骨吸收抑制剂、骨形成促进剂、其他机制药物和中药等。骨吸收抑制剂主要包括双膦酸盐、降钙素、雌激素、选择性雌激素受体调节剂、RANKL抑制剂；骨形成促进剂主要为甲状旁腺素类似物；其他药物包括活性维生素D及类似物、维生素K_2、锶盐等；中药主要包括骨碎补总黄酮剂、淫羊藿苷类制剂等。

（3）做好分级诊疗：按照疾病的轻、重、缓、急及治疗难易程度进行分级，不同级别的医疗机构承担不同状况疾病的治疗，有效利用卫生资源，做好骨质疏松症的防控和管理，提高医疗卫生机构对骨质疏松症预防控制的能力（图8-1）。目的是实现不同级别、不同类别医疗机构之间有序转诊；指导患者合理就医，规范治疗，降低骨质疏松症及骨质疏松性骨折的发病率和致死率。

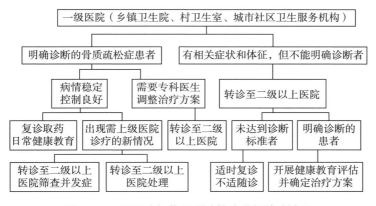

图8-1 不同医疗机构骨质疏松症分级诊疗流程

Q: 什么是 PKP 和 PVP?

经皮椎体成形术（percutaneous vertebroplasty，PVP）是指经皮通过椎弓根或椎弓根外向椎体内注入骨水泥以达到增加椎体强度和稳定性、防止塌陷、缓解疼痛，甚至恢复部分椎体高度为目的的一种微创脊椎外科技术。椎体成形术作为一种开放手术用于增强椎弓根螺钉技术和充填肿瘤切除后遗留的缺损已有几十年的历史。该手术是将骨组织或骨水泥注入椎体，从力学上增强其结构强度。经皮椎体成形术继承了椎体成形术的优点而无与开放手术有关的并发症。近年来经皮椎体成形术的应用逐渐被推广，除了脊椎血管瘤、骨髓瘤、溶骨性转移瘤，更多应用于骨质疏松性椎体压缩骨折伴有顽固性疼痛的患者。随着肿瘤转移患者的生存时间延长，他们对在生活质量和疾病的最后阶段能够活动的要求也随之提高。

经皮椎体后凸成形术（percutaneous kyphoplasty，PKP）是经皮椎体成形术的改良与发展，它使用一种可膨胀性扩骨球囊，经皮穿刺后，在椎体内气囊扩张，使椎体复位，在椎体内部形成空间，这样可减小注入骨水泥时所需的推力，而且骨水泥置于其内不易流动。这种方式和常规方式相比，两者生物力学性质无区别，临床应用显示其不仅可解除或缓解疼痛症状，还可以明显恢复被压缩椎体的高度，增加椎体的刚度和强度，使脊柱的生理曲度得到恢复，并可增加胸腹腔的容积与改善脏器功能，提高患者的生活质量。

PKP 和 PVP 较传统手术相比较，具有以下优点：创伤小，切口仅有 6 mm；手术时间短，平均每个椎体需约 30 分钟；出血量少，几乎不出血；疼痛度较轻，几乎为无痛；镇痛药使用量少，局部麻醉即可完成手术；卧床时间短，术后当天即可下地活动；住院时间短，术后 1～3 天即可出院；术后恢复快，绝大多数患者术后疼痛即会消失；护理难度低，患者术后当天即可下地活动，大大降低了长期卧床并发症发生的风险，减低了护理难度。此手术适应证：骨质疏松性压缩骨折，椎体溶骨性转移瘤，椎体骨髓瘤，椎体血管瘤；禁忌证：凝血功能异常者，广泛的椎体破坏者，极度衰竭者和不能忍受者，不能进行急症外科减压手术的医院。总之，PVP 和 PKP 技术是一项安全、有效且并发症极低的手术。随着科学技术的不断进步，其在治疗骨质疏松性椎体压缩骨折及椎体溶骨性转移瘤方面上的优势将进一步体现。

Q: 脊柱后凸畸形常见的原因有哪些?

脊柱后凸是常见的脊柱畸形。正常人胸椎生理性后凸小于 $50°$，后凸顶点在 $T_6 \sim T_8$ 处，与腰前凸形成平衡的生理弧度，此时矢状面重力垂线经过 C_1、T_1、T_{12} 和 S_1，维持最佳生理曲线和身体平衡，保证人体能正常前视。先天性脊柱畸形、脊柱创伤、结核等多种疾病可以导致脊柱后凸角度增大。当后凸畸形大于 $60°$ 时，畸形会继续加重和招致背部疼痛发生，甚至发生截瘫，一般需要进行矫正治疗。

脊柱后凸一般来说可以分为姿势性脊柱后凸和非姿势性脊柱后凸，姿势性的脊柱后凸是因驼背或者孩子姿势不正确引起脊柱后凸，因肌肉力弱所致后凸或代偿腰前凸加大的胸后凸畸形，可以通过背背佳或者体育疗法来实现矫正。非姿势性脊柱后凸，也就是结构性脊柱后凸，常见的病因有以下几点：首先就是一些外伤，摔伤有可能导致脊柱后凸，叫外伤性脊柱后凸；也有一些感染性原因，如结核性后凸，小孩抵抗力不强易患结核病，早期出现脊柱椎体的塌陷也有可能导致脊柱后凸，这叫结核性后凸；外伤和结核性的后凸都有可能会导致比较严重角状后凸，严重者可能会导致脊髓损伤。青年人容易出现的青年驼背，也叫休门脊柱后凸；对于老年人群，常见的可能为老年性骨质疏松所致后凸。还有一些综合征性后凸、先天性脊柱后凸，都是临床中常见的，如果家长发现孩子出现异常驼背，应尽早去医院就诊，以尽快获得治疗。

Q: 脊柱后凸一定需要手术吗?

脊柱后凸畸形不一定需要做手术，当患者的症状比较轻时，是不需要进行手术治疗的。平时注意加强体育锻炼，在办公室每小时要站起来活动一下腰肢，恢复腰肌的支撑力。改善工作姿势，注意劳逸结合。保持正确的姿势对减少腰椎间盘内压力非常重要。定期站起来伸展腰部，一般建议坐位工作 45 分钟后起立活动 15 分钟，使疲劳的肌肉得以恢复。加强腰背肌肉锻炼。强健的腰背肌肉对腰椎有维持和保护作用，一些体育运动，如游泳、健美操等可以锻炼腰背肌肉；游泳适合任何年龄段的人群，而且是非负重活动，运动量大，不易疲劳，不容易引起意外损伤，还可以缓解精神压力。

但如果患者的脊柱后凸畸形影响到了患者的日常生活，严重的时候不能卧床休息，工作时间受限，这时就需要进行手术治疗。当青少年出现脊柱后凸畸形时，随着生长发育畸形会逐渐加重，此时也建议进行手术治疗。所以建议患者要做到早发现、早诊断、早治疗，以免延误病情。如果要进行手术，则需要根据不同的类型和病因，进行针对性处理，制定合理的手术矫形策略。

对强直性脊柱炎，可以根据脊柱后凸程度、髋关节活动度及视线范围等制定合理的手术矫形策略。

休门病的手术指征：支具保守治疗无效的儿童非僵硬畸形；成人后凸大于 70°，有背痛者，可以行手术矫正。

先天性后凸畸形的发生主要由于先天性前方椎体分节障碍（前方并椎）与椎体前方发育障碍形成楔状椎（Ⅰ型）或后方半椎体（Ⅱ型），后者支具治疗无效应尽早手术治疗。95%患者在8～15岁时都会迅速发展加重，后方半椎体者应尽可能早手术，因为易发生截瘫。

老年性脊柱后凸畸形手术指征为有神经系统症状，背部疼痛或后凸进行性加重者。手术目的为缓解背痛，将脊柱固定融合在合适的生理弧度上，防止畸形加重。手术方法包括前、后路手术方法，前路手术是只在有神经系统症状时才进行前路减压术。

创伤性后凸的处理：在本病中手术特点主要为解除创伤性后凸带来的脊髓前方压迫，矫正后凸为手术附带目的。

结核性后凸：结合药物治疗、病灶清除及内固定法，可避免过去脊柱结核患者长期卧床的弊病，还可同时矫正后凸畸形；前路病灶清除、植骨加内固定。

Q: 脊柱结核是如何引起的？

脊柱结核占全身骨关节结核的首位，其中以椎体结核占大多数，附件结核十分罕见。在整个脊柱中，腰椎活动度最大，腰椎结核发生率也最高，胸椎次之，颈椎更次之，至于骶、尾椎结核则甚为罕见。颈椎结核：除有颈部疼痛，还有上肢麻木等神经根受刺激表现，咳嗽、喷嚏时会使疼痛与麻木加重。胸椎结核：胸椎结核有背痛症状，必须注意，下胸椎病变的疼痛有时表现为腰骶部疼痛，脊柱后凸十分常见，直至偶然发现有胸椎后凸畸形才来就诊。腰椎结核：患者在站立与行走时，往往用双手托住腰部，头及躯干向后倾斜，使重心后移，尽量减轻体重对病变椎体的压力。

◆ 主要病因

结核杆菌感染：脊柱结核为继发病，多发于结核杆菌感染，原发病为肺结核、消化道结核或淋巴结核等，经血循环途径造成骨与关节结核。人体任何部位的骨骼都可以得结核，脊柱部位的结核大约占到 50%，其他的（如膝关节、髋关节等）很多关节也都可以得结核。

◆ 诱发因素

（1）结核接触史：既往感染过结核、有结核家族遗传史、结核高发地区移居者是结核病的高发人群，更容易发生脊柱结核。

（2）抵抗力低：营养不良、长期使用免疫抑制剂、艾滋病等会使机体免疫力低下，容易感染结核杆菌，增加脊柱结核发生风险。

（3）全身性疾病：糖尿病、慢性肾功能不全等全身性疾病者，是患脊柱结核的高危人群。

Q: 脊柱结核如何进行治疗？

◆ 非手术疗法

根据有无手术指征决定是否手术。即使对有手术指征者，也需进行 2～4 周的非手术治疗作为术前准备。非手术治疗包括全身抗结核药物治疗与局部制动。一般采用两种抗结核药物联合应用，3～6 个月后改为单种抗结核药物治疗，整个疗程应不少于 2 年。局部制动采用石膏背心（胸椎及上腰椎结核）及石膏腰围带一侧大腿（下腰椎结核）固定，固定期为 3 个月，固定期间应多卧床休息。对不能耐受石膏固定者，可以使其睡特制的石膏床 3 个月。

◆手术疗法

（1）切开排脓：寒性脓肿广泛流注致患者出现继发性感染，全身中毒症状明显，不能耐受病灶清除术时可切开排脓挽救生命。寒性脓肿被切开后，全身中毒症状可得到控制，但切口极难愈合。由于脓肿极深，大都在脓肿顶部切开，引流不畅。可每天以 4% 异烟肼溶液灌洗脓腔，并保持窦道口敞开。可以插入一段粗橡皮管以扩张窦道口，或用双套管引流，注意不要使皮管、棉花球等异物落入脓腔内。对没有继发感染的寒性脓肿不宜施行切开排脓手术。已形成的窦道因周围有广泛的瘢痕组织形成，并有炎性浸润，解剖结构不清，因此也不宜贸然施行瘘管切除术，以免损伤邻近血管、神经或重要脏器。亦不主张对寒性脓肿施行分层穿刺排脓及注射抗结核药物。

（2）病灶清除术：二十世纪四五十年代，由于抗结核药物的成功合成和提取，因此为实施病灶清除术提供了条件。有前路和后路手术两种。后路手术通常用于胸椎结核。颈椎结核则多从前路进行病灶清除术，术后予以石膏固定 3～4 个月，复查后酌情拆除石膏或继续固定。

（3）后路脊柱融合术：后路椎弓根螺钉系统与前路病灶清除术联合应用手术可以加强脊柱稳定性，并可使患者早期下床活动，术后 3～6 个月用石膏背心固定。

（4）前路脊柱融合术：清除病灶的同时植骨和前路内固定，

即可达到脊柱稳定的目的，以利植骨融合。

（5）矫形手术主要是纠正脊柱后凸畸形。一般经术前、术后的抗结核治疗和手术病灶清除及内固定，病灶处达到骨愈合，患者症状消失，临床痊愈。

Ⓠ 什么是休门病，如何治疗？

青年驼背症，又称休门病，是一种常见于青少年胸椎或胸腰椎的僵硬型脊柱后凸畸形性疾病。由胸椎椎体骨骺发育不良或骨骺炎所导致。好发于过早进行体力劳动的少年，部分患者有家族史，男性多于女性，随着青春期生长发育的加快而逐渐出现典型的临床表现。本病由于遗传因素、骨营养不良，加之过早过度负重，以及反复轻微外伤，使椎体上、下面的骺板或椎间软骨缺血，并继发性再生和修复。受累椎体椎间软骨变薄、碎裂，椎间盘的髓核疝入椎体内。椎体后方骨的生长仍正常进行，使椎体形成前狭后宽或梯形样畸形。本病的典型症状为脊椎前屈受限，病椎棘突有压痛、胸背伸肌紧张、胸椎后凸，成为圆背；X 线检查可见脊柱呈弧形后凸，多椎体前窄后宽，前缘骨骺致密、不规则。

治疗分为一般治疗和手术治疗。

◆一般治疗

（1）随访观察、科普教育，对脊柱后凸小于 50° 的青少年需定期随访，包括 X 线检查，直到骨骼发育成熟。在此期间应普及科普知识，使家长及患儿了解本病，注意预防畸形及配合治疗。

（2）通过对背肌、腹肌、肩带肌加强锻炼，可增强脊柱的稳定性，有助于维持姿势，减轻疼痛。

（3）姿势训练对本病的矫正具有一定作用；姿势训练与支具治疗相结合可以使脊柱柔韧，矫正腰椎过度前凸，增强脊柱的伸肌，此法适用于腰椎后凸小于 75° 者。

◆手术治疗

严重者可以采取后凸畸形矫正术。若对本病早期诊断并治疗，其预后较好；患者往往自幼年缓慢发病，表现为胸背部不适及疼痛，所以一旦发现这些症状，应尽早就医以明确诊断及治疗，避免过早负重。

🅠 脊柱 - 骨盆的矢状位平衡，真的很重要

脊柱 - 骨盆矢状位平衡在维持脊柱乃至人体力线方面存在极其重要的作用。从爬行到站立，人类的脊柱矢状位静态及动态的形态和功能与人类生活形态是相适应的，最终形成了脊柱的颈、胸、腰、骶的自然生理弯曲，并总体上保持矢状位的平衡。在先天和后天影响因素的基础上，人类随着年龄的增长而出现各种脊柱矢状位的生理和病理的形态变化，即目前退变性脊柱矢状位平衡的各种国际临床分型。其实，人生就是脊柱逐渐后凸的过程，脊柱的后凸过程就是人老龄化的表现。

在临床工作中需要关注脊柱矢状位平衡与失衡，同时也要放眼到全身的平衡与失衡（即通常所见的驼背、身体前倾、膝关节和踝关节屈曲的站立动作），包括脊柱 - 骨盆 - 髋 - 膝 - 踝序列参数的整体评估，即静态平衡机制。除此之外，还应充分评估椎

旁肌肉、骨盆带肌群和下肢肌群等动力系统在脊柱矢状位平衡中的综合作用，即动态平衡机制。脊柱－骨盆矢状位平衡与健康的生活质量密切相关。按照脊柱"经济圆锥"定律，脊柱矢状位失平衡时生活质量有所降低。研究表明，老年脊柱畸形带来的疼痛、身体功能障碍、心理卫生、社交活动等方面的问题更严重于关节炎、糖尿病、心肺疾患等慢性疾病带来的问题，可见脊柱－骨盆矢状位失平衡已成为难以忽视的社会问题。

Q: 骨源性失平衡和肌肉源性失平衡

脊柱－骨盆矢状位失平衡主要包括骨源性失平衡和肌肉源性失平衡。从机制来看，退变性脊柱－骨盆矢状位失平衡源于间盘退变、节段不稳、骨质疏松、医源性事件等。特征性变化包括胸弯增加、腰弯减少、骨盆后旋、骨盆倾斜角增大、骶骨倾斜角减小。当失代偿后出现髋关节后伸、膝关节屈曲、颈椎前凸消失，即矢状位平衡与失衡。脊柱－骨盆参数、脊柱－骨盆匹配度、脊柱矢状位轴距会随着年龄的增加而增加，表明老年人脊柱矢状位形态是随着年龄而变化的。退变性脊柱－骨盆矢状位失平衡可以带来一系列的病理损害，如椎管狭窄、矢状位序列紊乱和失衡。

脊柱矢状位平衡除了通过骨性结构（椎体、间盘、小关节）维持，还有一部分通过脊柱周围的肌肉维持，称为骨源性平衡和肌肉源性平衡，两者之间相互作用：一方面，椎旁肌的退变和功能减退或多或少会导致腰椎前凸角的丢失；另一方面，后方伸肌肌群张力减低是退变性腰椎后凸的重要诱因，因此，脊柱矢状位失衡会致后方肌群过度拉伸。

Q: 如何进行脊柱后方肌群的训练?

　　脊柱后方肌群是人体上半身最大的肌群,也是身体最重要的力量区域,背部肌群不仅为身体提供基础活动力量,而且背部还是保护身体的重要部位,尤其是对脊柱的保护,如果背部的肌肉力量降低,脊柱就会因为外部力量而变形,所以每一个人都要加强背部的肌肉力量训练,增强背部肌肉力量不仅可以保护脊柱,还能帮助矫正不良姿势,现在有很多人平时缺乏锻炼,全身肌肉力量弱,且很多人有姿势上的坏习惯,导致年纪轻轻就出现驼背弓脊的现象,严重影响身体的美感和个人形象。后方肌群训练方法主要包括:①正手引体向上:采用正握,握距大于肩宽,在最低点,挤压背阔肌和中背部肌肉,以肘拉动身体上移。身体稍微后倾,使得背部向后弯曲,这样有助于优化移动轨迹,可以上拉至下巴高于横杠或上胸触杠,保持一秒。②反手引体向上:反手引体向上是一个很棒的动作,采用反握,握距与肩同宽,悬垂,挤压背阔肌和中背部肌肉,以肘拉动身体上移。③特殊引体向上:在正常引体向上中途,使身体积极后倾至接近水平,使得接下来的半程接近于划船动作,在最低点伸展,在顶点充分挤压中背部肌肉。④哑铃划船训练:想提高背部厚度的人都不应忽视哑铃划船,这个动作难度小,只要足够专注,可以迅速提高训练重量。